Mr. Sahil Bashir Shaikh
Dr. Shubhrajit Mantry

Novo sistema de administração de medicamentos para o tratamento da úlcera péptica

Mr. Sahil Bashir Shaikh
Dr. Shubhrajit Mantry

Novo sistema de administração de medicamentos para o tratamento da úlcera péptica

Fármaco carregado com nanopartículas poliméricas em cápsulas de formulação composta

ScienciaScripts

Imprint

Cover image: www.ingimage.com

This book is a translation from the original published under ISBN 978-620-6-84425-9.

Publisher:
Sciencia Scripts
is a trademark of
Dodo Books Indian Ocean Ltd. and OmniScriptum S.R.L publishing group

120 High Road, East Finchley, London, N2 9ED, United Kingdom
Str. Armeneasca 28/1, office 1, Chisinau MD-2012, Republic of Moldova, Europe
Printed at: see last page
ISBN: 978-620-7-90632-1

Conteúdo

1 INTRODUÇÃO

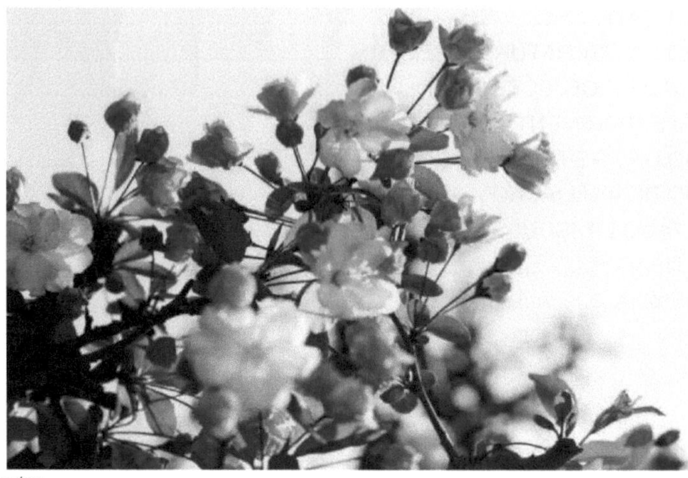

Antecedentes

A nanotecnologia é uma das disciplinas de investigação mais activas na ciência dos materiais. Devido a qualidades especiais como o tamanho, a distribuição e a forma, as nanopartículas apresentam propriedades novas ou melhores. Nos últimos anos, foram desenvolvidos no domínio da nanotecnologia muitos métodos de síntese de nanopartículas com forma e dimensão precisas, de acordo com requisitos específicos. As nanopartículas e os nanomateriais estão constantemente a encontrar novas aplicações. A nanotecnologia é definida como a criação, caraterização, exploração e aplicação de materiais à escala nanométrica (1100 nm) para fins científicos.

Trata-se de materiais estruturais que, devido à sua dimensão à nanoescala, apresentam propriedades, fenómenos e funções físicas, químicas e biológicas significativamente inovadoras e melhoradas. As nanopartículas têm uma área de superfície específica maior do que os macrófagos devido ao seu tamanho mais pequeno. O tamanho, a forma, a composição, a cristalinidade e a morfologia das nanopartículas metálicas determinam a maior parte das suas qualidades internas. Devido ao seu pequeno tamanho, as nanopartículas têm propriedades diferentes das versões a granel da mesma substância, permitindo muitos avanços em biossensores, biomedicina e bionanotecnologia.

Na medicina, a nanotecnologia é utilizada para diagnosticar, administrar medicamentos terapêuticos e criar tratamentos para uma grande variedade de doenças e perturbações. A nanotecnologia é uma tecnologia extremamente poderosa que tem o potencial de revolucionar a conceção e o desenvolvimento de uma vasta gama de novos produtos, incluindo aplicações médicas para a deteção precoce, o tratamento e a prevenção de doenças.

A utilização da matéria à escala atómica, molecular e supramolecular para fins industriais é conhecida como nanotecnologia, ou simplesmente nanotecnologia. A primeira definição amplamente aceite de nanotecnologia, que se refere ao objetivo tecnológico específico de manipular com precisão átomos e moléculas para criar produtos em grande escala, é agora conhecida como nanotecnologia. molécula.

Posteriormente, a Iniciativa Nacional para a Nanotecnologia desenvolveu uma definição mais ampla de nanotecnologia, definindo-a como a manipulação da matéria com, pelo menos, uma dimensão entre 1 e 100 nanómetros. Dado que as implicações da mecânica quântica são importantes a esta escala do campo quântico, a definição passou de um objetivo tecnológico específico para uma categoria de investigação que inclui todos os tipos de investigação e tecnologia. tecnologia que lida com propriedades especiais da matéria que ocorrem abaixo de determinadas dimensões. limiar.

Por conseguinte, a forma plural "nanotecnologia", bem como "tecnologia à escala nanométrica", é frequentemente utilizada para designar muitos tipos de investigação e aplicações com a caraterística comum do tamanho. A ciência das superfícies, a química orgânica, a biologia molecular, a física dos semicondutores, o armazenamento de energia, a engenharia, a microfabricação e a engenharia molecular são apenas alguns exemplos de nanotecnologia por definição. da escada. Igualmente diversa é a investigação e as aplicações que a acompanham, que vão desde extensões da física tradicional dos dispositivos até técnicas inteiramente novas baseadas na auto-montagem molecular. Desde a criação de novos nanomateriais até ao controlo direto da matéria ao nível atómico

As futuras ramificações da nanotecnologia estão atualmente a ser debatidas pelos cientistas. A nanotecnologia tem o potencial de criar uma vasta gama de novos materiais e dispositivos com aplicações em nanomedicina, nanoelectrónica, biomateriais, produção de energia e bens de consumo. Por outro lado, a nanotecnologia coloca muitos dos mesmos desafios que qualquer nova tecnologia, tais como preocupações sobre a toxicidade e o impacto ambiental das nanopartículas, bem como o seu possível impacto no ambiente. economia global e a especulação sobre diferentes cenários do dia do juízo final. Estas preocupações suscitaram um debate entre grupos de defesa e governos sobre se a nanotecnologia deve ter requisitos regulamentares específicos.

Conceito

Uma nanopartícula, também conhecida como partícula ultrafina, é uma pequena partícula de matéria com uma dimensão entre 1 e 100 nanómetros (nm). As partículas maiores (até 500 nm) ou as fibras e tubos (mais pequenos do que 100 nm em apenas duas direcções) são por vezes designadas por nanopartículas. As partículas metálicas com menos de 1 nm são frequentemente designadas por aglomerados de átomos.

As nanopartículas distinguem-se das **micropartículas (11000 m)**, das "partículas finas" **(tamanho de 100 a 2500 nm)** e das "partículas grossas" **(tamanho de 2500 a 10 000 nm)** pelo seu tamanho mais pequeno, o que lhes confere propriedades físicas e químicas muito diferentes, como as propriedades coloidais e ópticas ou eléctricas. Normalmente, não se depositam porque são mais sensíveis ao movimento browniano do que as partículas coloidais, que geralmente se supõe variarem de **1 a 1000 nm**. As nanopartículas não podem ser observadas com um microscópio de luz normal, porque o seu comprimento de onda é significativamente inferior ao da luz visível **(400-700 nm)**, pelo que devem ser observadas com um microscópio eletrónico ou um microscópio laser.

As dispersões de nanopartículas em líquidos transparentes podem ser transparentes pela mesma razão, embora a suspensão de partículas maiores reflicta parte ou a totalidade da luz visível que as atinge. As nanopartículas podem fluir rapidamente através dos filtros convencionais, como as velas de cerâmica, exigindo a utilização de processos especiais de nanofiltração para as separar do líquido.

As nanopartículas têm características significativamente diferentes das partículas maiores da mesma substância. Uma vez que o diâmetro de um átomo se situa normalmente entre 0,15 e

0,6 nm, uma parte significativa da substância de uma nanopartícula encontra-se dentro de alguns diâmetros atómicos da sua superfície. Por conseguinte, a qualidade da camada superficial pode ser preferida em relação aos materiais a granel. Uma vez que a interação entre os dois materiais na sua interface se torna importante, este efeito é particularmente forte para as nanopartículas distribuídas num meio de composição diferente. As nanopartículas encontram-se em todo o mundo e são estudadas numa variedade de domínios, incluindo a química, a física, a geologia e a biologia. Apresentam frequentemente comportamentos que não são observáveis em ambas as dimensões, uma vez que se encontram na fronteira entre os materiais a granel e as estruturas atómicas ou moleculares.

São uma das principais fontes de poluição da atmosfera e são utilizadas em muitos produtos industrializados, como tintas, plásticos, metais, cerâmicas e produtos magnéticos. A nanotecnologia envolve a criação de nanopartículas com propriedades especializadas. As nanopartículas têm uma menor concentração de defeitos pontuais do que as partículas a granel devido ao seu pequeno tamanho, mas suportam uma grande variedade de defeitos que podem ser observados com microscopia eletrónica de alta resolução. Por outro lado, as nanopartículas têm uma mecânica de deslocação diferente da dos materiais a granel, o que, combinado com a sua estrutura superficial distinta, confere propriedades mecânicas diferentes das dos materiais a granel.

Prismas, cubos, varetas e outras nanopartículas asféricas têm propriedades (químicas e físicas) que dependem da forma e do tamanho (anisotropia). Devido às suas características ópticas atractivas, as nanopartículas de ouro (Au), prata (Ag) e platina (Pt) são amplamente utilizadas. Os nano-prismas com geometrias não esféricas produzem soluções coloidais com secções transversais maiores e cores mais ricas. Uma vez que a forma das partículas pode ser ajustada para alterar a frequência de ressonância, podem ser utilizadas em aplicações de marcação molecular, testes biomoleculares, deteção de vestígios de metais e nanoengenharia.

Uma vez que as características distintivas que distinguem as partículas dos materiais a granel ocorrem frequentemente nesta gama de tamanhos, acredita-se geralmente que a "nanoescala" representa a gama de 1 a 100 nm.

Para algumas características, como a transparência ou a turbidez, a ultrafiltração, a dispersão estável, etc., partículas tão pequenas como 500 nm apresentam alterações significativas nas características das nanopartículas. Por conseguinte, a palavra é por vezes utilizada para incluir esta gama de tamanhos. Os nanoclusters são aglomerações de nanopartículas com uma distribuição de tamanho limitada e pelo menos um tamanho de 1 a 10 nanómetros. O nanopó, também conhecido como nanopartícula ou nanocluster, é uma aglomeração de partículas ultrafinas.

Os nanocristais são cristais simples com alguns nanómetros de dimensão ou partículas ultrafinas de domínio único com vários nanómetros de dimensão. É importante notar que os termos "coloide" e "nanopartícula" não são intermutáveis. Um coloide é uma mistura em que as partículas de uma fase estão distribuídas ou suspensas entre as partículas de outra fase. Um termo utilizado para designar partículas maiores do que o tamanho atómico mas suficientemente pequenas para apresentarem movimento browniano, com uma gama de tamanhos fundamentais (ou diâmetros de partículas) geralmente de nanómetros (109 m) a micrómetros (106 m). As nanopartículas podem existir numa forma não coloidal, como um pó ou um substrato sólido, enquanto os colóides podem conter partículas demasiado grandes para serem nanopartículas.

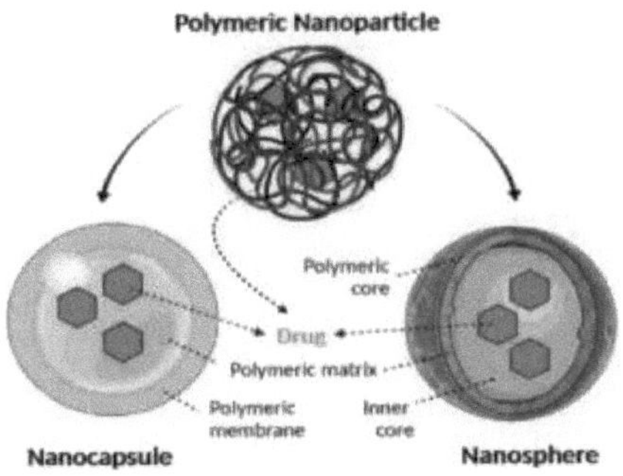

Fig. 1 - Representação esquemática das nanopartículas

Propriedades

Mesmo quando decompostas em partículas de dimensão micro-métrica, as propriedades de uma substância sob a forma de nanopartículas são particularmente diferentes das dos materiais a granel. Muitas delas devem-se às limitações espaciais das partículas subatómicas (electrões, protões e fotões), bem como aos campos eléctricos que as rodeiam. A esta escala, o enorme rácio entre a área de superfície e o volume é também uma influência significativa.

Grande relação área/volume-

Espera-se que os materiais a granel (tamanho > 100 nm) tenham propriedades físicas constantes (como a condutividade térmica e eléctrica, a dureza, a densidade e a viscosidade) independentemente do seu tamanho; no entanto, para as nanopartículas, este não é o caso: o volume da camada superficial (com vários átomos de largura) torna-se uma parte significativa do volume da partícula, enquanto que para as partículas açucaradas é insignificante. diâmetro de um micrómetro ou mais. [Por outras palavras, a relação área superficial/volume das nanopartículas tem um maior impacto em certas propriedades do que as partículas a granel.

Camada interfacial-

A camada de interface, formada por iões e moléculas num meio a alguns diâmetros atómicos da superfície de cada partícula e que pode mascarar ou alterar as suas propriedades químicas e físicas, pode mascarar o preenchimento ou alterar as propriedades químicas e físicas das nanopartículas dispersas. num meio de diferentes composições. Afinal de contas, todas as nanopartículas possuem esta camada.

Afinidade com o solvente

As suspensões de nanopartículas são possíveis porque a interação da superfície da partícula com o solvente é suficientemente forte para ultrapassar uma alteração na densidade que, de outra forma, faria com que uma substância se afundasse ou flutuasse num líquido.

Revestimentos-

Outros compostos, diferentes da composição das partículas e do seu meio envolvente, desenvolvem ou adquirem frequentemente revestimentos sobre as nanopartículas. Estes revestimentos podem alterar drasticamente as propriedades das partículas, como a reatividade química, a atividade catalítica e a estabilidade da suspensão, mesmo que tenham apenas uma molécula de espessura.

Difusão através da superfície

O calor, os produtos químicos e os iões podem penetrar e sair das nanopartículas a um ritmo muito rápido devido à grande área de superfície do material. Por outro lado, os pequenos diâmetros das partículas permitem que toda a matéria atinja um equilíbrio difusamente homogéneo num período de tempo muito curto. Como resultado, muitas reacções dependentes da difusão, como a sinterização, podem ocorrer a temperaturas mais baixas e por períodos mais curtos, levando à catálise.

Efeitos ferromagnéticos e ferroeléctricos-

As propriedades magnéticas e eléctricas das nanopartículas são afectadas pela sua pequena dimensão. Um bom exemplo são os materiais ferromagnéticos de dimensão micrométrica: as partículas com menos de 10 nm, amplamente utilizadas em suportes de gravação magnética para estabilizar o seu estado de magnetização, são instáveis e sujeitas a mudança de estado (flip) devido à energia térmica à temperatura normal, o que as torna inadequadas para este fim.

Propriedades mecânicas-

A diminuição da densidade de poros nos nanocristais pode afetar negativamente a migração de deslocações, uma vez que o aumento das deslocações exige a migração de vagas. Além disso, as nanopartículas finas com um grande raio de curvatura geram uma pressão interna muito elevada devido à tensão superficial. Este facto cria uma tensão na rede que é inversamente proporcional ao tamanho da partícula. Sabe-se que este facto impede o movimento das deslocações, semelhante ao endurecimento por trabalho. Por exemplo, as nanopartículas de ouro são muito mais duras do que os materiais a granel.

Além disso, as nanopartículas têm um rácio elevado entre a área de superfície e o volume, o que aumenta a probabilidade de as deslocações interagirem com a superfície das partículas. Isto afecta a natureza da fonte de deslocação, permitindo que as deslocações deixem as partículas antes de se multiplicarem, reduzindo assim a densidade de deslocação e, consequentemente, a quantidade de deformação plástica. A medição das propriedades mecânicas à nanoescala coloca novos obstáculos, uma vez que não é possível utilizar métodos tradicionais, como os aparelhos de ensaio universais. Em consequência, surgiram novas tecnologias, como a nanoindentação, que complementam as abordagens tradicionais do microscópio eletrónico e da sonda de varrimento. A nano-indentação pode ser efectuada utilizando um microscópio de força atómica (AFM) para medir a dureza, o módulo e a adesão entre nanopartículas e substratos.

Aplicações-

As nanopartículas, que são a forma mais comum de nanomateriais utilizados em produtos de consumo, oferecem muitas aplicações potenciais e práticas. O quadro seguinte enumera as nanopartículas mais comuns encontradas em diferentes categorias de produtos no mercado mundial. As nanopartículas são importantes objectos de investigação científica porque têm muitas aplicações potenciais nos domínios da medicina, da física, da ótica e da eletrónica. A Iniciativa Nacional de Nanotecnologia dos EUA fornece apoio governamental à investigação sobre nanopartículas. A utilização de nanopartículas num meio de amplificação laser de poli (metacrilato de metilo) dopado com laser foi demonstrada pela primeira vez em 2003 e, desde então, tem-se verificado que melhora o rendimento da conversão e reduz a dissipação. absorção de energia divergente do feixe laser.

De acordo com os investigadores, as melhores propriedades in/DT dos nanocompósitos inorgânicos-orgânicos dopados com corantes devem-se à redução da divergência do feixe. De acordo com estes especialistas, a composição ideal para o PMMA dopado com corantes é 30% w/w SiO2 (12 nm). A utilização de nanopartículas como mecanismo de administração de medicamentos é objeto de investigação. Para melhorar a administração no alvo, os fármacos, os factores de crescimento e outras biomoléculas podem ser conjugados com nanopartículas. Este método de administração assistida por nanopartículas permite uma gestão temporal e espacial precisa dos fármacos carregados, permitindo obter os melhores resultados biológicos possíveis. As nanopartículas estão também a ser exploradas para utilização potencial como suplementos alimentares para fornecer compostos fisiologicamente activos, como os minerais.

Vantagens-

Em comparação com a administração livre de fármacos, os novos sistemas de administração de fármacos oferecem vantagens distintas na terapia do cancro. Os nanomedicamentos aumentam a concentração do fármaco no local de ação através de uma orientação passiva e ativa, reduzindo a concentração do fármaco nos tecidos circundantes. A disponibilidade do medicamento no local de ação diminui os efeitos secundários perigosos, aumentando simultaneamente as características farmacocinéticas e farmacodinâmicas do medicamento. Através da utilização de tecnologias de funcionalização de superfícies bem estabelecidas, as abordagens de nanomedicamentos melhoram a solubilidade e a estabilidade do medicamento (diminuindo a degradação periférica do medicamento na circulação sistémica), bem como a internalização celular do medicamento carregado. Devido a estas vantagens distintas, os medicamentos fortes com farmacocinética fraca que tinham sido abandonados anteriormente podem agora ser reavaliados. Nas últimas duas décadas, foi explorado um grande número de sistemas de administração de fármacos em nanopartículas, feitos de materiais orgânicos ou inorgânicos, para a terapia do cancro. Alguns chegaram à clínica, enquanto outros ainda se encontram nas fases pré-clínicas de desenvolvimento.

Os lipossomas, as nanopartículas poliméricas, as micelas, as nano-conchas, os dendrímeros, as nanopartículas inorgânicas/metálicas e as nanopartículas magnéticas e bacterianas são exemplos de sistemas de administração de fármacos em nanopartículas para aplicações anticancerígenas. A maioria dos nanocarreadores com uma gama de tamanhos de 10-500nm pode eventualmente acumular-se no local do tumor devido a anomalias na vasculatura tumoral. No entanto, para uma atividade farmacológica eficaz, as nanopartículas devem descarregar as suas cargas no local da doença; mais precisamente, o fármaco encapsulado deve atingir o seu alvo subcelular.

Impacto das aplicações da nanomedicina nos custos dos cuidados de saúde

A nanomedicina desempenhará um papel crucial na melhoria dos cuidados de saúde em todas as fases do processo. Os novos testes de diagnóstico in vitro farão avançar o diagnóstico, desejavelmente antes de os sintomas se manifestarem, permitindo intervenções terapêuticas proactivas. Graças a melhores técnicas de imagiologia e a medicamentos direccionados à escala nanométrica, os diagnósticos in vivo tornar-se-ão mais sensíveis e precisos. Novas técnicas que permitam a administração direccionada de substâncias terapêuticas no local doente, evitando idealmente a administração parentérica tradicional, poderão também aumentar consideravelmente a eficácia da terapia. A medicina regenerativa pode oferecer tratamentos para rejuvenescer tecidos ou órgãos, eliminando potencialmente a necessidade de medicação a longo prazo. Embora as doenças tenham várias patologias e exijam diferentes níveis de maturidade das tecnologias sugeridas, todas elas têm alguns requisitos clínicos em comum. Deve ser dada prioridade a actividades que possam ser amplamente utilizadas.

Por exemplo, todas as doenças requerem novos testes de diagnóstico in vitro que possam identificar uma vasta gama de biomarcadores indicativos de doença de forma rápida, sensível e fiável. A procura de biomarcadores específicos de doenças está fora do domínio da nanomedicina e deve ser o foco da investigação médica. Deve ser fomentada a investigação sobre fármacos multitarefas para utilização in vivo, bem como sobre partes da medicina regenerativa que tenham potencialmente uma ampla aplicabilidade em várias doenças. Além disso, é necessária investigação sobre as necessidades clínicas específicas de uma doença. A diabetes e as doenças neurodegenerativas, por exemplo, têm necessidades clínicas distintas em termos de monitorização não invasiva da glucose no sangue e de medicamentos que atravessem a barreira hemato-encefálica.

Desenvolvimentos recentes nos sistemas de administração de medicamentos em nanopartículas

Nos últimos 35 anos, a nanotecnologia criou várias novas perspectivas nas ciências médicas, nomeadamente no domínio da administração de medicamentos. Novas e inovadoras moléculas estão a tornar-se cada vez mais úteis no tratamento de doenças. A biotecnologia também desenvolveu vários medicamentos eficazes, embora muitos destes medicamentos tenham dificuldade em ser administrados em sistemas biológicos. Devido à sua estrutura química e incompatibilidades, a sua eficácia terapêutica é severamente reduzida. A nanotecnologia atual contribui para o desenvolvimento real em termos de administração temporal e espacial específica. A indústria farmacêutica será afetada pelo mercado da nanotecnologia e dos sistemas de administração de medicamentos baseados nesta tecnologia.

O número de patentes e de produtos neste sector aumentou drasticamente nos últimos anos. O tratamento do cancro é a utilização mais fácil, com vários medicamentos no mercado, incluindo Um dos principais fundadores da ciência médica, Paul Ehrlich (1854-1915), publicou três artigos no Boston Medical and Surgical Journal, o precursor do New England Journal of Medicine, em 1904. Estes artigos eram resumos das conferências Herter de Ehrlich na Universidade Johns Hopkins, que se centravam no seu trabalho em imunologia. Foram discutidas a imunoquímica, a hemólise imunológica in vitro e a teoria da cadeia lateral da produção de anticorpos.

É discutível se tais artigos apareceriam numa revista clínica hoje em dia. Na altura das conferências de Herter, Ehrlich estava no auge das suas capacidades intelectuais e da sua influência científica. Foi o pai da hematologia, bem como um dos fundadores da imunologia. Deu contributos significativos para a investigação das doenças infecciosas e, com o seu conceito de "bala mágica", deu início a uma nova era da quimioterapia. Com a aprovação de numerosos tipos de sistemas de orientação de medicamentos para o tratamento de certos cancros e doenças infecciosas, a hipótese da bala mágica de Paul tornou-se uma realidade. É para aqui que se dirigem os métodos de administração de medicamentos em nanopartículas.

Características dos sistemas de administração de medicamentos em nano-partículas

Os métodos de administração de fármacos em nanopartículas têm sido descritos utilizando uma variedade de termos. Na maioria das situações, são utilizados polímeros ou lípidos como transportadores de medicamentos, com tamanhos de partículas que variam entre alguns nanómetros e algumas centenas de nanómetros. Novos polímeros têm sido testados no desenvolvimento de nanopartículas para utilização como transportadores de medicamentos.

Estes sistemas foram criados por irradiação UV de poli (metacrilato de hidroxietillaspartamida) (PHM) e PHM/PEG-2000 como uma microemulsão inversa, sendo a fase interna uma solução aquosa da combinação de copolímeros PHM/PHM PEG-2000 e a fase externa triacetina saturada com água. Estes sistemas foram caracterizados utilizando uma variedade de critérios, tais como a distribuição do tamanho das partículas, a análise dimensional e o potencial zeta.

Foi testada a compatibilidade celular destes nano-sistemas, bem como a sua capacidade de evitar a fagocitose. O medicamento rivastigmina foi utilizado como modelo. Os sistemas de libertação de fármacos nanoparticulados à base de proteínas são definidos como moléculas biodegradáveis, biocompatíveis e altamente adaptáveis que podem ser utilizadas para libertar fármacos. Já existe no mercado um dispositivo de administração de medicamentos nanoparticulados à base de proteínas. Em comparação com os seus equivalentes sintéticos, as macromoléculas proteicas têm várias vantagens (polímeros sintéticos que são normalmente utilizados como transportadores de medicamentos).

Estômago

Anatomia

O estômago é um órgão muscular oco que se encontra no trato gastrointestinal de muitas criaturas, incluindo os seres humanos e alguns invertebrados. O estômago é um órgão dilatado que desempenha um papel crucial na digestão. Depois da mastigação, o estômago está envolvido na segunda etapa da digestão no sistema digestivo. As enzimas e o ácido clorídrico decompõem-no quimicamente.

O estômago está localizado entre o esófago e o intestino delgado nos seres humanos e em muitos outros animais. Para facilitar a digestão, o estômago segrega enzimas digestivas e ácido gástrico. O esfíncter pilórico regula o fluxo de alimentos parcialmente digeridos (quimo) do estômago para o duodeno, onde são processados por peristaltismo e passam pelo resto do intestino.

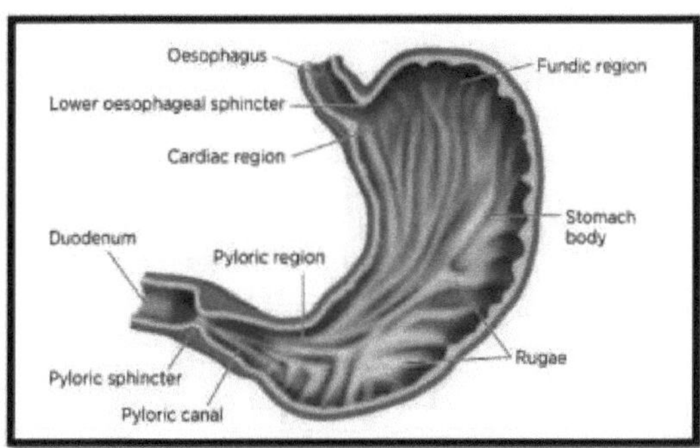

Fig. 2 - Anatomia do estômago

O estômago está situado entre o esófago e o duodeno nos seres humanos (a primeira parte do intestino delgado). Situa-se no canto superior esquerdo da cavidade abdominal. O diafragma é tocado pela parte superior do estômago. O pâncreas está localizado atrás do estômago. O momento maior, ou seja, as enormes pregas duplas do peritoneu visceral, pendem da grande curvatura do estômago. O estômago é mantido no lugar por dois esfíncteres. O esfíncter esofágico inferior (localizado perto do coração) na ligação entre o esófago e o estômago, e o esfíncter pilórico na junção entre o estômago e o duodeno.

O estômago está rodeado por plexos parassimpáticos (estimuladores) e simpáticos (supressores) que controlam as actividades secretoras gástricas e motoras (redes anterior, posterior, superior e inferior, abdominal e intestinal). A sua ação muscular

O estômago (movimento) estende-se para conter cerca de 1 litro de alimentos porque é um órgão em expansão. O estômago de um bebé humano recém-nascido tem uma capacidade máxima de 30 mililitros. Os adultos podem conter 2 a 4 litros de alimentos no seu estômago.

A função do estômago

Digestão

Um bolo alimentar (uma pequena bola redonda de comida digerida) chega ao estômago através do esófago, através do esfíncter esofágico inferior no trato digestivo humano. O estômago segrega proteases (enzimas que digerem proteínas, como a pepsina) e ácido clorídrico, que mata ou inibe as bactérias e proporciona um pH ácido de 2 para as proteases actuarem. O peristaltismo é uma contração muscular da parede do estômago que reduz o volume dos alimentos antes de estes percorrerem os músculos e o corpo do estômago, sendo convertidos em quimo (alimento parcialmente digerido). O quimo move-se lentamente através do esfíncter pilórico para o duodeno do intestino delgado, onde começa o processo de extração nutricional.

O suco gástrico contém também pepsinogénio. A pepsina, a forma inativa da enzima, é activada pelo ácido clorídrico. A pepsina é uma enzima digestiva que converte as proteínas em polipéptidos.

Absorção-

O intestino delgado é responsável pela maior parte da absorção no sistema digestivo humano, algumas moléculas minúsculas são absorvidas através da mucosa do estômago. Isto inclui o seguinte:

1. Água se o corpo estiver desidratado.
2. Aspirina e outros analgésicos, Aminoácidos (aminoácidos não essenciais)
4. Consumo de etanol de 10% a 20% (por exemplo, de bebidas alcoólicas)
5. As vitaminas são, até certo ponto, solúveis em água (a maior parte é absorvida no intestino delgado). As células parietais do estômago humano são responsáveis pela produção do fator intrínseco, que é necessário para a absorção da vitamina B12. A vitamina B12 é necessária para a síntese de glóbulos vermelhos e para o bom funcionamento do sistema neurológico e é utilizada no metabolismo celular.

Controlo da secreção e da motilidade -

O sistema nervoso autónomo e as numerosas hormonas digestivas do sistema digestivo controlam o movimento e o fluxo de substâncias para o estômago.

Quadro nº 1- As substâncias químicas e a sua função no organismo

Sr. Não	Produtos químicos	Função
1	Gastrina	A hormona gastrina estimula as células parietais a segregarem mais HCl e as células principais do estômago a segregarem mais pepsinogénio. Também provoca um aumento da motilidade gástrica. As células G do estômago libertam gastrina em resposta à distensão do antro e aos produtos digestivos (especialmente grandes quantidades de proteínas incompletamente digeridas). Um pH inferior a 4 (acidez elevada) inibe-a, tal como a hormona somatostatina.
2	Colecistoquinina	A colecistoquinina (CCK) afecta principalmente a vesícula biliar, provocando contracções, mas também afecta o esvaziamento gástrico e promove a saída de suco pancreático alcalino, que tem um efeito neutralizador de

		quimo. A CCK é produzida pelas células I do epitélio da mucosa do intestino delgado.
3	Secretina	A secretina, que tem os maiores efeitos no pâncreas, também reduz a produção de ácido no estômago de forma única e rara. A secretina é produzida pelas células S, que se encontram na mucosa duodenal e, em menor grau, na mucosa jejunal.
4	Péptido inibitório gástrico	O GIP (péptido inibitório gástrico) reduz a produção de ácido gástrico e a motilidade. As células K, que se encontram na mucosa do duodeno e do jejuno, produzem GIP.
5	Enteroglucagon	O ácido gástrico e a motilidade são reduzidos com o enteroglucagon.

Estas hormonas, com exceção da gastrina, funcionam todas para impedir o funcionamento do estômago. Isto acontece em resposta aos ingredientes alimentares que ainda não foram absorvidos pelo fígado e pela vesícula biliar. Só quando o intestino delgado está vazio é que o estômago precisa de bombear alimentos para o seu interior. O estômago serve para armazenar alimentos enquanto o intestino está cheio e está a digerir os alimentos.

A úlcera péptica

Definição-

Uma úlcera péptica (UPD) é uma rutura do revestimento interno do estômago, da primeira parte do intestino delgado ou, por vezes, da parte inferior do esófago. Uma úlcera no estômago é chamada de úlcera gástrica, enquanto uma úlcera na primeira parte do intestino é uma úlcera duodenal. O sintoma mais comum da úlcera duodenal é acordar à noite com dor abdominal superior e dor abdominal superior que melhora com a alimentação. Na úlcera péptica, a dor pode ser agravada pela ingestão de alimentos. A dor é frequentemente descrita como um ardor ou uma dor surda. Outros sintomas incluem arrotos, vómitos, perda de peso ou perda de apetite. Cerca de um terço dos idosos não apresenta sintomas. As complicações podem incluir hemorragia, perfuração e obstrução do estômago. A hemorragia ocorre em 15% dos casos.

Descrição-

Uma úlcera péptica é uma rutura do revestimento interno do estômago, da primeira secção do intestino delgado e, ocasionalmente, da parte inferior do esófago. A úlcera gástrica ocorre no estômago, enquanto a úlcera duodenal ocorre na primeira parte do intestino. O sintoma mais típico de uma úlcera duodenal é acordar com dores na parte superior do abdómen a meio da noite, que melhoram com a ingestão de alimentos. Comer pode aumentar a dor associada à úlcera péptica. Uma dor aguda ou surda é frequentemente descrita como agonia. Arrotos, vómitos, perda de peso e perda de apetite são alguns dos outros sintomas. Um terço das pessoas com mais de 65 anos não apresenta sintomas. A hemorragia, a perfuração e a obstrução do estômago são complicações possíveis. Em 15% dos casos, há hemorragia.

Os insectos Helicobacter pylori e os medicamentos anti-inflamatórios não esteróides são dois culpados comuns (AINEs). O tabagismo, o stress resultante de outros problemas de saúde graves, a doença de Behçet, a síndrome de Zollinger-Ellison, a doença de Crohn e a cirrose hepática são algumas das causas menos frequentes. Os efeitos causadores de úlceras dos AINEs são particularmente pronunciados em adultos mais velhos. O diagnóstico é normalmente suspeitado com base nos sintomas e é confirmado através de endoscopia ou deglutição de bário. Uma análise ao sangue para deteção de anticorpos, uma análise ao hálito de ureia, uma análise às fezes para deteção de indícios da bactéria ou uma biopsia do estômago podem ser utilizadas para identificar a H. pylori.

O cancro do estômago, as doenças coronárias e a inflamação do revestimento do estômago ou da vesícula biliar são doenças que induzem sintomas comparáveis.

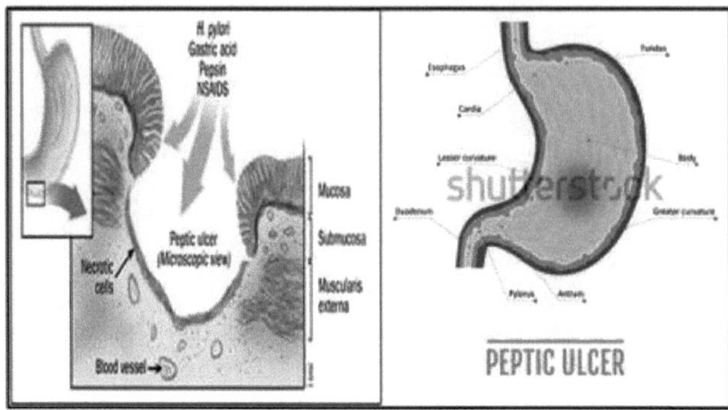

Fig. 3 - Representação esquemática da úlcera péptica

Cerca de 4% da população sofre de úlcera péptica. Em 2015, foram detectadas novas úlceras em cerca de 87,4 milhões de pessoas em todo o mundo. As úlceras pépticas afectam cerca de 10% das pessoas em algum momento das suas vidas. Em 2015, 267.500 pessoas morreram de úlceras pépticas, em comparação com 327.000 em 1990. A princesa Henrietta de Inglaterra foi a primeira a descrever uma úlcera péptica com perfuração, em 1670. Barry Marshall e Robin Warren, que receberam o Prémio Nobel em 2005 pela sua descoberta de que a H. pylori causa úlceras pépticas, foram os primeiros a identificar a H. pylori como a causa das úlceras pépticas no final do século XX.

Patogénese da úlcera péptica

Quase 1/2 da população mundial está colonizada por H. pylori, que continua a ser uma das razões mais comuns para a doença da úlcera péptica. A incidência de H. pylori é melhor em locais internacionais em crescimento, especificamente em África, América Central, Ásia Central e Europa de Leste. O organismo é geralmente recebido na adolescência em ambientes de situações insalubres e de aglomeração, principalmente em locais internacionais com baixo nível socioeconómico.

1. A H. pylori provoca degeneração e lesão do epitélio móvel, geralmente mais intensa no antro, através da reação inflamatória com neutrófilos, linfócitos, plasmócitos e macrófagos. O mecanismo através do qual a H. pylori induz a melhoria de vários tipos de lesões no interior da mucosa gastroduodenal não está completamente explicado. A contaminação por H. pylori pode provocar tanto hipocloridria como hipercloridria, determinando assim a forma da úlcera péptica.

Os principais mediadores da contaminação por H. pylori são as citocinas que inibem a secreção parietal móvel; no entanto, a H. pylori pode ter um efeito imediato na subunidade α da H+/K+ ATPase, despoletar os neurónios sensoriais do péptido associado ao gene da calcitonina (CGRP) ligados à somatostatina ou inibir o fabrico de gastrina. Embora a formação de úlceras gástricas esteja relacionada com a hipossecreção, 10-15% dos doentes com contaminação por H. pylori têm uma secreção gástrica elevada devido à hipergastrinemia e à diminuição do teor de somatostatina antral. Isto resulta numa secreção elevada de histamina e, no final, numa secreção elevada de ácido ou pepsina das células parietais e gástricas. Além disso, a erradicação da H. pylori resulta numa diminuição da expressão do ARNm da gastrina e num aumento da expressão do ARNm da somatostatina.

Na última maioria dos doentes, as úlceras gástricas estão relacionadas com hipocloridria e atrofia da mucosa. O mecanismo primário de lesão da mucosa gastroduodenal relacionada com os AINEs é a inibição sistémica da ciclooxigenase-1 (COX-1) expressa constitutivamente, que é responsável pela síntese de prostaglandinas e está relacionada com a redução do fluxo sanguíneo da mucosa, com a diminuição do muco e da secreção de bicarbonato e com a inibição da proliferação móvel. Os AINEs inibem a enzima de forma reversível e com concentração estabelecida.

A coadministração de prostaglandinas exógenas e a utilização de AINEs selectivos da ciclo-oxigenase-2 (COX-2) reduzem os danos nas mucosas e o risco de úlceras. No entanto, as excepcionais características físico-químicas dos AINEs motivam variações na sua toxicidade. Os AINEs perturbam os fosfolípidos da mucosa e provocam o desacoplamento da fosforilação oxidativa mitocondrial, iniciando assim a lesão da mucosa.

Quando expostos ao suco gástrico ácido (pH 2), os AINEs surgem como protonados e deslocam as membranas lipídicas para entrar nas células epiteliais (pH 7,4), nas quais se ionizam e lançam H+. Nesta forma, os AINEs não conseguem deslocar a membrana lipídica e ficam presos nas células epiteliais, o que leva ao desacoplamento da fosforilação oxidativa, à redução do fabrico de força mitocondrial, à elevada permeabilidade celular e à diminuição da integridade celular.

-Os doentes com um historial de úlceras pépticas ou hemorragias têm mais de 65 anos, utilizam adicionalmente esteróides ou anticoagulantes e tomam doses excessivas ou misturas de AINEs correm o maior risco de contrair úlceras provocadas por AINEs. Os principais mecanismos fisiopatológicos e os sítios Web de movimento do remédio antiulceroso são comprovados dentro da Figura e tomam doses excessivas ou misturas de AINEs correm o maior risco de contrair úlceras provocadas por AINEs.

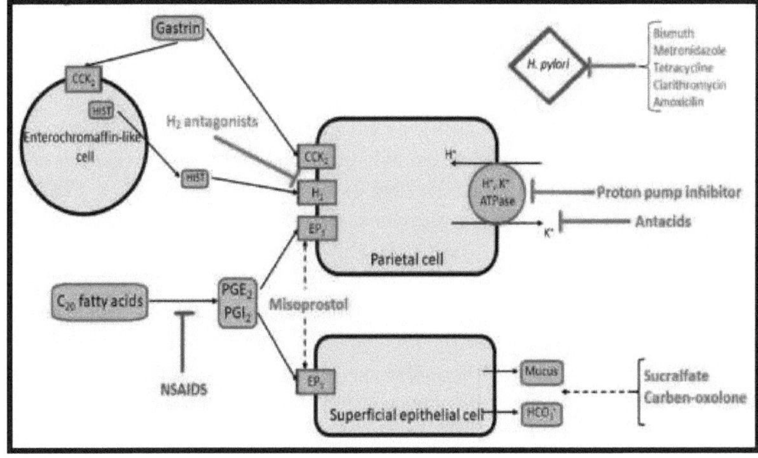

Fig no-4 Apresentação esquemática dos principais mecanismos fisiopatológicos envolvidos no desenvolvimento da úlcera péptica e dos locais de ação das opções farmacológicas mais utilizadas no tratamento da úlcera péptica. CCK2 = Recetor da

colecistoquinina; PGE2 = Prostaglandina E2; PGI2 = Prostaglandina I2; EP3 = Recetor 3 da Prostaglandina E; HIST = Histamina

Sinais e sintomas-

Uma úlcera péptica pode causar um ou mais dos seguintes sinais e sintomas:

2. A dor epigástrica tradicional, que está intimamente ligada à hora das refeições.
3. Um caso de úlcera duodenal. A dor começa três horas após a ingestão de uma refeição e acorda o doente do seu sono. estômago inchado e cheio
4. Um pouco de água (saliva após um episódio de refluxo para diluir o ácido no esófago, embora isto esteja mais associado à doença do refluxo gastroesofágico). muitas náuseas e vómitos
5. Nas úlceras pépticas, verifica-se uma diminuição do apetite e perda de peso.
6. Aumento de peso devido ao consumo para aliviar a dor numa úlcera duodenal.
7. Sangue no vómito (vómito de sangue). Pode resultar de uma hemorragia direta de uma úlcera do estômago ou de uma lesão do esófago provocada por vómitos frequentes/intensos.

Diagnóstico-

Na maioria das vezes, a análise baseia-se em sinais e sintomas comuns. O sintoma mais comum de uma úlcera péptica é a dor abdominal. Noutros casos, os médicos podem tratar as úlceras sem realizar testes específicos, em vez de se concentrarem em saber se os sinais e sintomas melhoram, mostrando que a sua análise principal estava correcta. As úlceras pépticas, em particular, corroem a muscularis mucosae, não menos do que a submucosa (avaliação com erosões, que agora já não contêm a muscular mucosae) (avaliação com erosões, que agora já não contêm a muscular mucosae)

A endoscopia e as radiografias com bário serão utilizadas para confirmar o diagnóstico. O cancro gástrico pode causar sintomas semelhantes, por isso, se não desaparecerem após algumas semanas de tratamento, se surgirem pela primeira vez em pessoas com mais de 45 anos ou se tiverem sintomas adicionais como perda de peso, podem ter cancro gástrico. Deve ser examinado. Os médicos podem suspeitar de uma doença subjacente que cause uma produção excessiva de ácido gástrico se as úlceras graves persistirem apesar do tratamento, especialmente se a pessoa tiver um elevado número de úlceras ou se as úlceras surgirem em locais inesperados.

Prevenção

Os inibidores da bomba de protões (IBP), os antagonistas H2 ou o misoprostol podem ser utilizados para prevenir úlceras gástricas em indivíduos que tomam AINE (doentes com baixo risco cardiovascular). Quando comparados com os AINEs não selectivos, os AINEs do tipo inibidor da COX2 podem diminuir a ocorrência de úlceras. O método mais frequente de prevenção das úlceras gástricas é a toma de inibidores da bomba de protões (IBP). Os antagonistas H2, por outro lado, não demonstraram prevenir a hemorragia gastrointestinal em pessoas que tomam AINEs. Embora o misoprostol ajude a prevenir úlceras gástricas, a sua capacidade de causar aborto espontâneo e problemas gastrointestinais limita a sua utilização. Para os doentes com um risco cardiovascular elevado, uma combinação de naproxeno com um inibidor da bomba de protões (IBP) pode ser uma boa opção. Caso contrário, podem ser utilizados a aspirina, o celecoxib e os IBP em doses modestas.

O uso de AINEs aumenta o risco de ressangramento. Úlcera gástrica anterior. Directrizes para o ACG2012 Aconselhar a gestão de doentes com úlceras hemorrágicas Avaliação cuidadosa da necessidade de uso continuado de AINEs Doentes com história de úlcera gástrica e história médica permanente Parar os AINEs se possível.

Quando o doente não pode parar os AINE, recomenda-se a utilização de pelo menos um AINE seletivo da ciclo-oxigenase (COX) 2. Dose efectiva combinada com IBP. Risco Reduz a pós-sangramento utilizando AINEs selectivos da COX2 em combinação com inibidores da bomba de protões e Acredita-se que isto se deva ao impacto reduzido da COX1. Mucosa gastrointestinal. Existe também um risco de hemorragia secundária ao mesmo tempo A utilização de AINEs e de infeção por H. Helicobacter pylori é superior a um risco de hemorragia devido à utilização isolada de AINEs. Em doentes com infeção por H. pylori que não podem suspender os AINEs, a erradicação da infeção por H. pylori reduz a taxa de ressangramento Em combinação com a terapêutica prolongada com IBP.

Para os doentes com úlcera gástrica causada apenas pelo H. Helicobacter pylori, o tratamento do H. pylori é suficiente e estes doentes não necessitam de uma terapêutica prolongada com IBP. A aspirina também está significativamente associada a úlcera gástrica Doença e hemorragia. Num estudo, a hemorragia provocada por uma dose baixa de aspirina foi de 1,80 (intervalo de confiança de 95% 1.592,03) em comparação com o placebo. mas os doentes que tomam aspirina para profilaxia secundária de doenças cardiovasculares e cerebrovasculares reduzem significativamente a mortalidade nas pessoas que retomam a aspirina imediatamente após a alta. Um estudo concluiu que é importante aumentar o risco de morte e de eventos cardiovasculares nos primeiros 6 meses dos doentes com doença cardiovascular em comparação com a comorbilidade com a interrupção da aspirina após a admissão devido a hemorragia por úlcera gástrica nos doentes que retomaram a aspirina no momento da alta (31% vs. 8%).

Num estudo controlado e aleatório de 2011 Os doentes que recebem aspirina em baixa dose e são tratados com terapia de hemostase endoscópica para hemorragia de úlcera gástrica, a terapia contínua com aspirina pode aumentar o risco de recorrência No entanto, a hemorragia de úlceras gástricas pode ser reduzida a taxa de mortalidade. Por esta razão, as directrizes do ACG aplicam-se Recomenda-se retomar a aspirina o mais rapidamente possível para Os doentes que tomam aspirina para profilaxia secundária.

Idealmente, a Aspirina deve ser retomada no prazo de 13 dias Durante pelo menos 7 dias, estes doentes devem receber terapêutica com aspirina administrada em combinação com IBP. Aspirina na maioria dos casos O tratamento recebido para profilaxia primária não deve ser retomado, exceto nos seguintes casos: Necessidades claramente declaradas e contínuas são Caso a caso.

Existe pouco tratamento para as úlceras idiopáticas (por exemplo, úlceras negativas para H. pylori, não relacionadas com AINEs e não relacionadas com aspirina). O risco relativo de ressangramento e mortalidade é maior em doentes com úlceras idiopáticas H. pylori negativas do que em controlos H. pylori positivos. As directrizes do ACG recomendam condicionalmente a terapêutica diária com IBP para estes doentes, no entanto, os dados são bastante limitados.

2 PESQUISA BIBLIOGRÁFICA

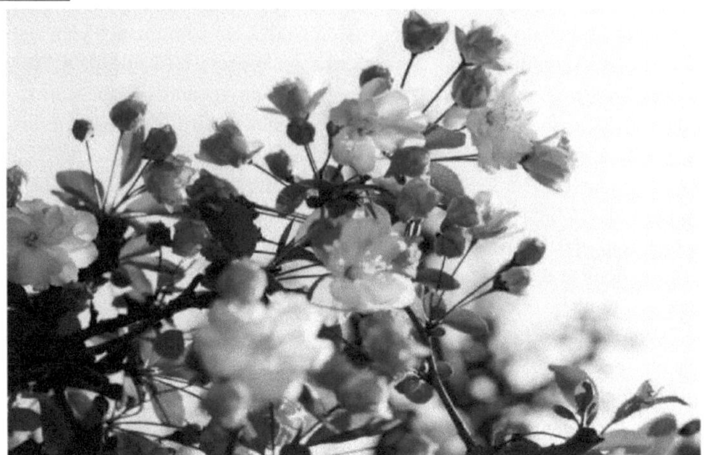

1 . **Ibrahim Khan (2019)** et. al. descrito neste artigo fornece uma visão abrangente da síntese, características e aplicações das nanopartículas, que se apresentam numa variedade de formas e tamanhos. As NPs são materiais muito pequenos que variam em tamanho de 1 a 100 nm. Podem ser divididas em várias categorias com base nas suas características, formas e tamanhos. Os fulerenos, as nanopartículas metálicas, as nanopartículas cerâmicas e as nanopartículas poliméricas encontram-se entre os vários grupos. Devido à sua grande área de superfície e ao seu tamanho à escala nanométrica, as nanopartículas têm características físicas e químicas únicas. De acordo com os relatórios, as suas qualidades ópticas são influenciadas pelo seu tamanho, o que resulta em cores variáveis devido à absorção no espetro visível. O seu tamanho, forma e estrutura distintos também influenciam a sua reatividade, dureza e outras qualidades.

2 . **Ahmed Barhoum (2017)** et. al. explicam que o objetivo desta revisão é comparar nanopartículas e materiais nanoestruturados sintéticos (fabricados) e naturais para identificar as suas características à nanoescala e identificar lacunas de conhecimento específicas relacionadas com nanopartículas e materiais nanoestruturados na avaliação dos riscos ambientais. O documento aborda a história e as classificações dos materiais nanoestruturados, bem como as muitas fontes de nanopartículas e materiais nanoestruturados, tanto naturais como sintéticos, e os seus efeitos perigosos nas células e tecidos dos mamíferos. Nos últimos anos, a caraterização da toxicidade dos nanomateriais tornou-se um tema de estudo popular em todo o mundo. Os nanomateriais naturais estão presentes no ecossistema há muito tempo e dispõem de mecanismos para tornar os seres vivos menos perigosos.

3 . **Ruey-Hung Chen (2010)** et. al. descreveram neste artigo, para investigar a

influência das nanopartículas de laponite, Fe2O3 e Ag nas taxas de evaporação, os investigadores introduziram-nas em água desionizada. Os resultados mostram que as gotículas de nanofluido evaporam a taxas diferentes do fluido de base (como demonstrado pela constante da taxa de evaporação K na conhecida lei D2). Os valores de K variam consoante as partículas. Os valores de K de vários nanofluidos de Ag e Fe2O3 deslocam-se de um valor para outro quando a concentração de partículas aumenta devido à evaporação, demonstrando a influência do aumento da concentração de nanopartículas. Explora-se o que isto significa para o calor de vaporização (hfg). A influência das nanopartículas no transporte de calor e na evaporação das gotículas de combustível do nanofluido é investigada neste trabalho. Os nanofluidos são um tipo de fluido constituído por soluções de nanopartículas com partículas de dimensões que variam entre alguns microns e alguns milímetros, sendo 10-100 nm a gama de comprimentos de onda.

4 . **Antonello Santini (2020)** et. al. descreveu que o termo "nanopartícula" engloba tanto as nanocápsulas como as nanoesferas, que diferem na sua estrutura morfológica. As nanopartículas poliméricas têm-se revelado bastante promissoras na administração de medicamentos em locais específicos para o tratamento de uma série de doenças. Neste estudo, são abordados os métodos mais utilizados para o fabrico e a caraterização de nanopartículas poliméricas, bem como a eficácia da associação da substância química ativa ao núcleo polimérico e os mecanismos de libertação in vitro. Têm sido efectuados numerosos estudos para compreender melhor o comportamento físico-químico das nanopartículas poliméricas, mas um dos principais desafios na caraterização é o seu tamanho nanométrico. A única forma de caraterizar fisico-quimicamente estes transportadores de fármacos é utilizar uma combinação de técnicas analíticas. A elucidação dos processos de ligação dos fármacos às nanopartículas poliméricas continua a ser uma das questões mais difíceis.

5 . **Nicolae Strambeanu (2018)** et. al. descrito no primeiro capítulo, introduz as nanopartículas, incluindo tentativas de definir o seu tamanho (1-1000 nm) e as características mais importantes que variam com o tamanho: características fractais como a área de superfície, qualidades ópticas, homogeneidade, ficção, confinamento quântico e outras. Pensa-se que as nanopartículas são uma descoberta do século XX, mas uma rápida revisão do campo revela que os artesãos da Mesopotâmia utilizavam materiais finamente divididos deste tipo para criar um efeito brilhante na superfície de vasos de cerâmica já no século IX a.C. O desenvolvimento de métodos de revestimento de superfícies vítreas em vários centros do Extremo Oriente ou da Europa durante a Idade Média e o Renascimento levou ao desenvolvimento de películas metálicas brilhantes, que

se tornaram famosas graças a esses métodos, ainda hoje muito utilizados.

6 . **Raja Biswas (2015)** et. al. descreveram que, no domínio das doenças infecciosas, a introdução de antibióticos nos compartimentos intracelulares dos PMNs é uma grande dificuldade. Criámos nanopartículas de quitina amorfa carregadas com rifampicina (RIF-ACNPs) com um diâmetro de 350 nm para distribuir antibióticos nos PMNs e tratar melhor as infecções bacterianas intracelulares. Descobriu-se que as nanopartículas RIF-ACNPs não são hemolíticas e não são tóxicas para uma vasta gama de células hospedeiras. Em 24 horas, 60% da rifampicina nas nanopartículas produzidas foi libertada, seguindo-se um padrão constante até 72 horas.

7 . **Ajay K. Mishra (2013)** et. al. explicam que as nanopartículas de prata e de cobre foram estabilizadas numa solução coloidal de quitosano quimicamente modificada neste estudo. As nanopartículas de prata e de cobre foram estabilizadas e reduzidas utilizando quitosano - N-2-metilideno-hidroxi-piridina-6-metilideno-hidroxi-tiocarbohidrazida (CSPTH). Quando comparadas com as nanopartículas de cobre, as nanopartículas de prata eram mais pequenas (tamanho médio inferior a 20 nm) (tamanho médio inferior a 50 nm). Verificou-se que o quitosano modificado é um melhor estabilizador para as nanopartículas de prata do que para as nanopartículas de cobre em termos de tamanho e SPB. Os espectros FT-IR e UV-Vis revelaram que as nanopartículas estavam cobertas com enxofre e oxigénio.

8 . **Yanchun Zhao (2010)** et. al. explica que, neste estudo, apresentamos uma nova abordagem para a produção de nanopartículas core-shell de Ni@Pd suportadas em MWCNTs. A síntese é simples e não requer a utilização de produtos químicos dispendiosos. uma nova abordagem para a produção de nanopartículas core-shell bem dispersas em nanotubos de carbono de paredes múltiplas nanopartículas core-shell em nanotubos de carbono de paredes múltiplas. A microscopia eletrónica de varrimento (SEM), a microscopia eletrónica de transmissão (TEM), a espetroscopia de fotoelectrões de raios X (XPS) e a difração de raios X (XRD) são utilizadas para determinar a morfologia e a cristalinidade do catalisador. A electro-oxidação do metanol tem sido muito falada nas últimas duas décadas devido à sua potencial utilização em células de combustível de metanol direto (DMFCs), que são muito promissoras como fonte de energia futura de alta eficiência e baixas emissões.

9 . **Kanchi Subramanian Shivashangari (2013)** et. al. explica que, ao reduzir uma solução de nitrato de prata de 1 mm com o extrato aquoso de Origanum vulgare (orégãos) neste estudo, foi possível obter nanopartículas de prata. A espetroscopia UV-vis, a espetroscopia de infravermelhos de Fourier, a microscopia eletrónica de varrimento de emissão de campo, a difração de raios

X e as medições dinâmicas de dispersão de luz foram utilizadas para analisar as nanopartículas de prata produzidas de forma ecológica. As nanopartículas foram determinadas como sendo morfologicamente esféricas, com uma distribuição média do tamanho das partículas de 136 nm. A presença de potenciais biomoléculas necessárias para a redução do ião prata é demonstrada pela análise do espetro de espetroscopia de infravermelhos de Fourier. À temperatura ambiente, as nanopartículas resultantes eram estáveis (-26 0,77 mV). A inibição de infecções humanas por nanopartículas biossintetizadas demonstrou ser excelente.

10 P.P. Sahay (2015) et. al. descreveram as diferentes temperaturas de funcionamento e concentrações de gás de ensaio examinadas para os sensores de acetona baseados em
nanoestruturas de WO3. O sensor, que se baseia numa nanoestrutura de WO3 dopada com 1,5 % de In, tem uma resposta máxima (93 %) a 250^0 C para uma concentração de 50 ppm de vapor de acetona no ar, bem como um tempo de resposta/recuperação rápido. A fase monoclínica das nanoestruturas de WO3 preparadas é confirmada pelos dados de XRD. Em comparação com o WO3 não dopado, as imagens TEM demonstram um aumento do tamanho das partículas após a dopagem com índio. Nesta investigação, mostramos como a dopagem com índio afecta as características estruturais, ópticas e de resposta à acetona das nanoestruturas de WO3 produzidas por co-precipitação química. Foram utilizados XRD, Raman e SEM com EDX para investigar as propriedades estruturais, morfológicas e composicionais do WO3 não dopado e dopado com índio.

11 Angel Lanas (2017) et. al. descreveram As úlceras pépticas que não são causadas por H. pylori ou pelo uso de medicamentos anti-inflamatórios não esteróides estão a oferecer novos obstáculos de diagnóstico e tratamento. Este seminário fornecerá uma visão equilibrada dos recentes avanços nos mecanismos patogénicos das úlceras pépticas, orientações sobre terapias dirigidas à infeção por H. pylori, abordagens ao tratamento das complicações das úlceras pépticas associadas a analgésicos anti-inflamatórios e agentes antitrombóticos e necessidades não satisfeitas em termos do nosso conhecimento e gestão desta colite cada vez mais desafiante. Durante o último século, a queda global da úlcera péptica tem sido particularmente rápida nas últimas duas décadas. Esta tendência descendente pode dever-se a um efeito de coorte que ocorreu antes da introdução de fármacos anti-secretores potentes e do tratamento da H. pylori.

12 Elizabeth Marsicano (2018) et. al. explicam A úlcera péptica é uma doença comum que os gastroenterologistas e os médicos de cuidados gerais enfrentam.

Desconforto abdominal, náuseas, vómitos, perda de peso e hemorragia ou perfuração com úlcera péptica complexa são apenas alguns dos sintomas. A identificação dos factores de risco e dos mecanismos que contribuem para o desenvolvimento da doença da úlcera péptica ajuda a compreender as abordagens de diagnóstico e tratamento. Quando os doentes apresentam sintomas como dor de estômago epigástrica, ardor, plenitude pós-prandial ou saciedade precoce, a suspeita clínica é levantada. Os doentes com úlceras duodenais apresentam frequentemente um aumento do desconforto abdominal com o estômago vazio, bem como fome ou dor abdominal duas a três horas após as refeições ou à noite. Os doentes com úlceras gástricas, por outro lado, queixam-se de náuseas, vómitos, perda de peso e dor abdominal pós-prandial.

13 Nayoung Kim (2011) et. al. descreveram os factores de risco para a hemorragia relacionada com a DPU, tais como a infeção por H. pylori, a exposição a AINE e a medicamentos antiplaquetários. Após a correção de possíveis factores de confusão, descobrimos que o sexo masculino, o consumo de álcool, os agentes antiplaquetários, incluindo o tratamento com aspirina, e uma história de DPU eram todos factores de risco independentes para a hemorragia da DPU. Não se provou que a infeção por Helicobacter pylori, os medicamentos anti-inflamatórios não esteróides (AINEs) e os medicamentos antiplaquetários aumentem a incidência de hemorragia da úlcera péptica. O objetivo deste estudo foi determinar as variáveis de risco para a úlcera péptica hemorrágica versus úlcera péptica não hemorrágica (DPU).

14 Robert T. Kavitt (2019) et. al. descreveram que a úlcera péptica continua a ser uma das principais causas de morbilidade e mortalidade em muitas partes do mundo. A úlcera péptica afecta cerca de dois terços dos doentes. O desconforto epigástrico, que pode estar associado a dispepsia, inchaço, plenitude abdominal, náuseas ou saciedade precoce, é o sintoma de apresentação mais prevalente da úlcera péptica em doentes sintomáticos. A maioria dos casos de úlcera péptica está associada à infeção por Helicobacter pylori, ao uso de medicamentos anti-inflamatórios não esteróides (AINEs) ou a ambos. Nesta revisão, analisamos o papel dos inibidores da bomba de protões no tratamento da úlcera péptica, bem como as directrizes mais recentes para o diagnóstico e tratamento do Helicobacter pylori. Também analisamos as evidências mais recentes no tratamento das complicações da úlcera péptica, como a intervenção endoscópica para sangramento relacionado à úlcera péptica.

15 Guillaume Berteloot (2012), et. al. explica que investigaram experimentalmente o crescimento de depósitos a um nível microscópico em torno de gotículas coloidais que secam numa superfície sólida ("Efeito Mancha de Café"). As observações directas indicam que existem várias fases de crescimento diferentes, sendo que as últimas fases mostram uma surpreendente formação de padrões com modulação espacial do sedimento. Além disso, a fluorescência indica que a fase inicial de crescimento é determinada por uma única escala de comprimento que aumenta ao longo do tempo a partir de t23. Este índice é Deegan et al. Mostra que é um resultado direto da divergência de evaporação perto da linha de contacto relatada por. Na sequência das explicações mais complexas ainda disponíveis, propomos um modelo de trajetória simples que permite calcular tanto este expoente como o prefactor. Este modelo abre também a possibilidade de incluir efeitos anteriormente ignorados.

16 GutCheckFacts.org (2018), et. al. tenta explicar Uma dor aguda no estômago, entre o esterno e o umbigo, é o sintoma mais frequente de uma úlcera. Esta dor é mais comum quando o estômago está vazio, embora possa ocorrer a qualquer momento e durar de alguns minutos a muitas horas. Outros sinais e sintomas menos comuns incluem náuseas, vómitos, sangue nas fezes ou no vómito, perda de apetite e perda de peso. Muitas úlceras são causadas pela infeção da bactéria Helicobacter pylori. Outra causa comum de úlcera péptica é o uso rotineiro de medicamentos para a dor chamados anti-inflamatórios não esteróides (AINEs), como a aspirina ou o ibuprofeno.

17 Richard H Hunt (2006) et. al. explica que existem agora vários desafios de gestão a resolver, incluindo como gerir a infeção por H. pylori quando as taxas de insucesso da erradicação são elevadas; como prevenir eficazmente o desenvolvimento e a recorrência de úlceras em utilizadores de AINEs e aspirina; e como tratar úlceras pépticas não associadas a AINEs e a H. pylori. A presença de infeção por H. pylori, o uso de AINEs e/ou aspirina de forma aberta ou encoberta, e a probabilidade de uma condição hipersecretora de ácido são factores de diagnóstico cruciais que influenciam a estratégia terapêutica. O tratamento de primeira linha para a erradicação da H. pylori é uma combinação de medicação anti-secretora e antibióticos durante 1-2 semanas.

18 Martina Smolic (2019) et. al. explica A úlcera péptica é uma doença crónica que afecta até 10% da população mundial. A presença de pH do suco gástrico e uma diminuição das defesas da mucosa são necessárias para o estabelecimento de úlceras pépticas. As duas principais variáveis que comprometem a resistência da mucosa aos danos são os medicamentos anti-inflamatórios não esteróides (AINE) e a infeção por Helicobacter pylori (H. pylori). Os inibidores da bomba de protões (IBP) e os antagonistas dos receptores da histamina-2 (H2), que são habitualmente utilizados no tratamento das úlceras pépticas, têm sido associados a efeitos secundários, recaídas e interacções medicamentosas. As plantas medicinais e os seus constituintes químicos, por outro lado, são eficazes na prevenção e no tratamento de uma série de doenças.

19 Embora a descrição de **Rene menguy (2010)** et.al. seja comum para agrupar todas as lesões ulcerosas na área gastroduodenal sob o termo "úlcera péptica", tornou-se claro nos últimos anos que existem diferenças fundamentais entre os vários tipos de lesões da mucosa que afectam o segmento gastroduodenal do trato alimentar, e que nem todas as "úlceras pépticas" são iguais. Os esforços para incorporar todas as lesões ulcerosas numa única noção de hiperacidez ulcerogénica prejudicaram a nossa compreensão da génese das doenças ulcerosas gastroduodenais no passado. A teoria clássica ácido-péptica tem todo o seu peso no que respeita à doença ulcerosa duodenal. Existem muitos argumentos sólidos para apoiar o papel crítico do ácido clorídrico no desenvolvimento das úlceras duodenais.

As úlceras duodenais são raras, a menos que a mucosa gástrica possa segregar uma quantidade significativa de HCI.

20 Roberta Cortivo (2015), et.al. descreveu que, em hospedeiros normais, a cicatrização de feridas é um processo biológico bem ordenado que inclui várias actividades celulares e moleculares, geralmente divididas em três fases. O objetivo deste artigo é discutir as terapias contemporâneas com nanopartículas para a cicatrização de feridas e úlceras, tendo em conta a natureza do material, o evento biológico em que estão envolvidas e as bioestratégias subjacentes à sua administração. Os mecanismos celulares e moleculares subjacentes à cicatrização de feridas registaram recentemente avanços significativos. A cicatrização das feridas deve ser eficaz e completa para que a saúde global do doente seja restabelecida. As terapias tradicionais para feridas/úlceras continuam a ser úteis, mas uma maior sobreposição entre novas técnicas de alta tecnologia que incorporam a compreensão das actividades celulares e subcelulares que ocorrem durante o processo de cicatrização poderia melhorar significativamente as futuras intervenções terapêuticas.

21 Segundo **Milind alai (2012)** et.al., o objetivo deste projeto era criar nanopartículas para a administração oral de lansoprazol (LPZ), um medicamento ácido-lábil utilizado no tratamento de úlceras gástricas. Os investigadores criaram nanopartículas de Eudragit carregadas com lansoprazol com carga positiva (ERSNPs-LPZ) e nanopartículas de poli (ácido lático-co-glicólico) com carga negativa. Foi estudado o impacto da carga na deposição das nanopartículas em regiões ulceradas e não ulceradas do estômago. Num modelo de células Caco-2, foi avaliada a absorção celular das nanopartículas no cólon. Em ratos Wistar com úlceras geradas, foi estudado o desempenho farmacocinético e a resposta de cicatrização de úlceras de nanopartículas carregadas com lansoprazol após administração oral.

22 Ilaria Tocco (2018) et.al. explicam que o acoplamento de ponta entre a nanotecnologia e a medicina oferece uma oportunidade única de produzir materiais e tecnologias à escala nanométrica, com o potencial de alterar as terapias à escala macroscópica atualmente acessíveis. O sucesso dos sistemas nanoparticulados sugere que, num futuro próximo, se verificará um aumento gradual da exploração do seu potencial. É apresentada uma panorâmica das actuais utilizações da nanotecnologia na cicatrização e tratamento de feridas. As feridas que não cicatrizam ocorrem quando a sequência regular de mecanismos celulares e bioquímicos que conduzem à reparação da integridade da pele é interrompida. As comorbilidades pré-existentes (diabetes, vasculopatia periférica crónica e imunossupressão), que resultam numa falta de metabolismo adequado e de eliminação de substâncias tóxicas na ferida, e/ou complicações súbitas, como infecções, que exacerbam o estado inflamatório, são factores que retardam a cicatrização das feridas.

23 Yuehua Gong (2019) et.al. explicam, compreendem os mecanismos de resistência envolvidos na erradicação da H. pylori, a fim de desenvolver formas de melhorar a eficácia da erradicação. Os mecanismos de resistência aos medicamentos na H. pylori podem ser estudados a partir de duas perspectivas: patogénico e hospedeiro. Uma compreensão completa dos processos moleculares da resistência da H. pylori com base tanto no agente patogénico como no hospedeiro ajudaria na implementação de uma terapia precisa ou, na melhor das hipóteses, de uma "terapia precisa de alvo duplo" (terapia alvo específica para a bactéria e para o hospedeiro). Com uma melhor compreensão das causas da resistência da H. pylori, o foco da erradicação evoluiu do tratamento específico da doença para o tratamento específico do doente nos últimos anos.

24 Lyudmila Boyanova (2010) et.al descreveram que a MDR em H. pylori é uma realidade preocupante que exige uma abordagem multidisciplinar e a colaboração entre cientistas, microbiologistas, clínicos, o sector farmacêutico e funcionários da saúde pública. A adesão estrita às directrizes actuais para a H.

A gestão da infeção por H. pylori e a política nacional em matéria de antibióticos, bem como o desenvolvimento de estratégias de tratamento novas ou melhoradas, a descoberta e avaliação de novos antibióticos, bloqueadores de ácidos, adjuvantes de antibióticos e testes não invasivos para a deteção da resistência da H. pylori, bem como o envolvimento de agentes anti-biofilme e vacinas, são todas direcções importantes para as controvérsias.

25 Wen Jen Lin (2010) et.al descreveram que as células Caco-2 foram utilizadas para testar os efeitos da carga das nanopartículas e dos potenciadores de permeabilidade na absorção de lansoprazol. As nanopartículas foram localizadas com êxito no citoplasma das células Caco-2, como demonstrado por imagens de microscopia confocal. As nanopartículas de Eudragit com carga positiva tiveram uma absorção celular consideravelmente mais elevada do que as nanopartículas de PLGA com carga negativa, que foram aumentadas pelo caprato de sódio através da via transcelular. In vitro, ambos os tipos de nanopartículas demonstraram uma libertação prolongada do fármaco. O tamanho das nanopartículas de Eudragit RS100 e PLGA carregadas com LPZ era de cerca de 200 nm, com uma morfologia esférica, e foram geradas utilizando um processo de evaporação/extração de solvente em emulsão. A libertação in vitro de LPZ validou as propriedades de libertação sustentada das nanopartículas.

26 . Palaniselvam Kuppusamy et.al (2014) - descreveu que a nanotecnologia é um ramo de investigação que combina biologia, física, química e ciências dos materiais para criar materiais nanométricos terapêuticos únicos para fins biomédicos e farmacêuticos. Diferentes espécies macro-microscópicas, como plantas, bactérias, fungos, algas marinhas e microalgas, realizam a síntese biológica de nanopartículas. Os nanomateriais biossintetizados provaram ser benéficos na gestão de doenças endémicas, utilizando menos recursos. um efeito negativo Alcalóides, flavonóides, saponinas e outros produtos químicos naturais são abundantes nas plantas. hormonas esteróides, taninos e outras substâncias alimentares

Estes elementos naturais provêm de uma grande variedade de fontes. As folhas, os caules, as raízes, os rebentos, as flores, as cascas e as sementes são exemplos de componentes vegetais. Recentemente, foram publicados muitos estudos que demonstraram que os extractos de plantas são um precursor promissor para a criação de nanomateriais em laboratório. métodos não perigosos.

27 Matthias Ballauff et.al (2006) - Caracterização e utilização de partículas de microgel "inteligentes" A capacidade de reagir a estímulos externos, como o pH ou a temperatura do sistema, é uma caraterística comum a todos os sistemas aqui estudados. A nossa investigação recente sobre partículas de microgel coreeshell termossensíveis, que são constituídas por um núcleo de PS e um invólucro de poli (N-isopropilacrilamida) reticulado (PNIPA), tem recebido especial atenção. A investigação sobre estes sistemas coreeshell é comparada com inquéritos sobre sistemas semelhantes. Para a preparação de partículas coreeshell monodispersas e termossensíveis, foi relatada uma nova abordagem de síntese, nomeadamente a polimerização por foto-emulsão. A forma e a transição de volume de microgéis do tipo coreeshell foram recentemente estudadas utilizando microscopia eletrónica de transmissão criogénica (cryo-TEM).

28 V. Devi Rajeswari et.al (2017)- A produção de partículas estáveis, não tóxicas e de dimensão uniforme utilizando diversas macromoléculas é um problema importante no fabrico de sistemas de transporte para aplicações químicas, biológicas e medicinais. A este respeito, a ciência em rápido desenvolvimento da nanotecnologia permite uma variedade de maneiras de melhorar os protocolos e metodologias de síntese. Têm sido utilizados vários processos de síntese de nanopartículas, consoante a aplicação das partículas. As nanopartículas de ouro (AuNPs), em particular, têm um enorme potencial para aplicações baseadas na bionanotecnologia, resultando em novas oportunidades e conhecimentos no domínio da investigação médica. Através da ligação a um ligando recetor, estas nanopartículas podem ser exploradas para o transporte seletivo. Foram encontrados vários desafios com as várias procedimentos de produção de AuNps. Consequentemente, a comunidade de investigação científica concentrou os seus esforços na afinação e aperfeiçoamento das metodologias de síntese de AuNPs.
29 Carla Vitorino et.al (2015)- Na procura de moléculas catiónicas mais seguras, investigamos a arquitetura e o desempenho de transportadores lipídicos nanoestruturados utilizando dois novos lípidos à base de glicerol, GLY1 e GLY2. A única diferença entre estes dois compostos, que são constituídos por duas cadeias alquiladas e uma espinha dorsal de glicerol, é a sua cabeça polar, e verificou-se que são eficazes para inverter o potencial zeta dos nanosistemas para valores positivos. Apesar da sua espinha dorsal comum, o GLY1 teve um melhor desempenho no aumento do potencial zeta e da citotoxicidade, diminuindo simultaneamente o tamanho das partículas, conforme revelado por técnicas de aprendizagem automática (ML) supervisionadas e não supervisionadas. As NLCs que expressam GLY1 também apresentaram um melhor perfil de hemocompatibilidade e absorção de células tumorais. Resumindo, o GLY1 evita a citotoxicidade de um surfactante comum, o CTAB, aumenta a absorção do glioma e tem propriedades anticancerígenas promissoras. Para a conceção e otimização de formulações, a utilização de ML é fortemente encorajada.
30 Yong Kang, **(2015),** et.al- O tamanho do diâmetro 1020 µm foi modificado com SiO2. Aparência, estrutura, fase a composição do pó antes e depois do tratamento Marcado com SEM, XRD. Eletromagnetismo e micro-ondas a absorvância da amostra obtida é o analisador de rede AV3629D com uma gama de frequências de 8,212.4GHz. a A largura de banda do absorvedor de nanocompósito Fe (CO) 5 / SiO2 é inferior a 10 dB. Muito maior do que o absorvedor de Fe (CO) 5. A camada de SiO2 tem um efeito de absorção de micro-ondas caraterístico dos materiais compósitos. O absorvente de

nanocompósito Fe (CO) 5 / SiO2 é um absorvente de banda larga, resistente à banda X a altas temperaturas.

1 **1.Omar S. Abu Abed et. al. (2020)** - O primeiro capítulo aborda os aspectos básicos das nanopartículas, como as tentativas de definir o seu tamanho (1-1000 nm) e as qualidades gerais mais essenciais que mudam com o tamanho, como a área de superfície, as propriedades ópticas, a uniformidade, a ficcionalização, o confinamento quântico e outras propriedades de tipo fractal. As nanopartículas são geralmente consideradas uma invenção do século XX, mas uma breve pesquisa sobre o assunto mostra que os artistas da Mesopotâmia utilizavam materiais finamente separados deste tipo para criar um aspeto brilhante na superfície de recipientes de argila já no século IX a.C. Durante a Idade Média e o Renascimento, vários centros do Extremo Oriente ou da Europa desenvolveram métodos de revestimento de superfícies vítreas, o que levou ao desenvolvimento de películas metálicas cintilantes, que se tornaram famosas graças a estes procedimentos, ainda hoje muito utilizados.

32 . Margarida Casal et. al. (2009)- Os polímeros semelhantes à elastina são uma nova classe de polímeros à base de proteínas com características intrigantes no domínio dos biomateriais. As BMPs (proteínas morfogenéticas ósseas) são citocinas que têm uma elevada capacidade de induzir a produção de osso novo. Neste estudo, investigámos a utilização da auto-montagem termo-responsiva para gerar nanopartículas semelhantes à elastina (tamanho médio 237,53,0 nm) para a libertação simultânea da proteína morfogenética óssea-2 (BMP-2) e da proteína morfogenética óssea-14 (BMP-14). Estas BMPs podem ser encapsuladas em partículas semelhantes à elastina com excelente eficiência e fornecidas durante um período de 14 dias. A atividade do fator de crescimento foi preservada, como evidenciado pela estimulação da atividade da ALP e da mineralização osteogénica nas células C2C12. A libertação simultânea de BMP-2 e BMP-14 resultou num aumento da bioatividade. Este método tem um grande potencial para futuras aplicações de engenharia de tecidos ósseos.

33 Joseph Selvin et. al. (2013)- Os polissacáridos estão a emergir como agentes estabilizadores e redutores para a síntese de nanopartículas, mas os polissacáridos comerciais não são rentáveis. Como resultado, os exopolissacarídeos derivados de micróbios, como os biofloculantes, oferecem uma alternativa promissora para a formação e estabilidade de nanopartículas. Neste estudo, foi criado um biofloculante (MSBF17) a partir de bactérias associadas a esponjas marinhas. Fermentação submersa de Bacillus subtilis MSBN17 utilizando substratos económicos. Os componentes mais significativos, como o açúcar de palma, o NH4NO2 e o K2HPO4, foram estatisticamente optimizados na produção, bem como o NaCl. Com um meio estatisticamente optimizado, a produção máxima de biofloculante foi de 13,42 miligramas por litro.

34 M.K. Shobana et.al (2008) - O processo de combustão sol-gel foi utilizado para produzir nanopartículas magnéticas de Co0,5Mn0,5Fe2O4 com ácido cítrico como agente complexante. Em função da temperatura de calcinação, foram investigadas as propriedades estruturais, térmicas e magnéticas das partículas de pó produzidas. Em torno do tamanho de partícula de 32 nm, a coercividade atinge o seu máximo. As experiências de espetroscopia de infravermelhos com transformada de Fourier (FTIR) revelaram a presença de um grupo funcional. Os valores de magnetização de saturação aumentam com o tamanho da partícula e a coercividade das nanopartículas varia significativamente com o aumento da temperatura de calcinação.

35 Svetlana G. Roman (2012)- et. al. As actividades como a cristalina, a b-cristalina e as chaperonas de prolina foram baseadas num sistema de teste Um estudo sobre a agregação da glicogénio fosforilase b (Phb) irradiada por UV do músculo esquelético de coelho. Uma caraterística da taxa de agregação inicial (vagg) da Phb irradiada por UV em relação à concentração de cristalina ou b-cristalina indica a presença de dois complexos chaperona-proteína-substrato com afinidades significativamente diferentes entre os componentes do complexo. A dependência de vagg em relação à concentração de prolina é sigmoide (o coeficiente de Hill é 1,6), sugerindo uma interação cooperativa positiva entre eles na superfície de. Molécula de prolina ligada Formam-se partículas de proteína. Ao estudar o efeito inibitório combinado da cristalinidade e da prolina nos agregados de Phb irradiados com UV, observou-se um ligeiro efeito antagónico entre as prolinas utilizadas em concentrações constantes (0,15 M) e a cristalinidade. Em concentrações mais elevadas de prolina (0,5 M), cada chaperona actua independentemente uma da outra.

36 Yoon Yeo et. al. (2012) - Devido à sua capacidade de melhorar a solubilidade de medicamentos pouco solúveis em água, os nanocristais despertaram o interesse da indústria farmacêutica. Os nanocristais têm sido investigados para uma série de fins terapêuticos utilizando métodos top-down e bottom-up. Os métodos de fabrico de nanocristais e as aplicações parentéricas de nanocristais são discutidos neste artigo. Também abordamos alguns dos obstáculos ainda existentes no desenvolvimento de produtos de nanocristais. Embora a conceção de formulações nanoparticuladas se tenha tornado mais complexa, os nanocristais estrutural e concetualmente simples têm uma vantagem distinta em termos de desenvolvimento de produtos comerciais. Com procedimentos de fabrico e formulações simples, os nanocristais podem melhorar consideravelmente a solubilidade de saturação e a taxa de dissolução de medicamentos pouco solúveis. A enorme área de contacto dos nanocristais permite uma maior interação com as superfícies dos tecidos ou das células, o que pode melhorar a absorção dos medicamentos.

37 Masao Tokunaga (2012)- et. al. domínio de ligação ao amido em tandem (KvSBD) na região carboxi-terminal da amilase halofílica Kocuria varians moderadamente halofílica foi encontrada em E. coli com o hexaHistag amino-terminal. Expressa Lavada até ficar uniforme. A KvSBD recombinante mostrou atividade de ligação a grânulos de amido em bruto Baixa a alta salinidade. A atividade de ligação do KvSBD ao amido foi completamente reversível após tratamento térmico a 85 ° C. Dicroísmo circular e experiências de varrimento térmico com o KvSBD Redobramento completamente reversível quando arrefecido após fusão completa a 70 ° C na presença de 0,2-2,0 M NaCl. A taxa de redobragem aumentou com o aumento da concentração de sal.

38 Wafa Hassouneh et. al. (2012) - Os polipeptídeos semelhantes à elastina (ELPs) são um tipo de biopolímero sensível a estímulos com características físico-químicas e biocompatibilidade que os tornam ideais para aplicações in vivo, como a administração de medicamentos e a engenharia de tecidos. Dependendo da conceção das ELP, podem ser utilizadas como macromoléculas solúveis abaixo da sua temperatura crítica de solução (LCST) ou como partículas à escala nanométrica auto-montadas como micelas, coacervados à escala micrométrica ou géis viscosos acima da sua LCST. A fusão de um gene que codifica uma ELP com o do péptido ou proteína de interesse é uma forma simples de funcionalizar uma ELP com péptidos e proteínas a nível genético.

39 Barnali ashe. (2011)- et. al A investigação atual envolve a síntese e caraterização de óxido de zinco (ZnO) e prata. As nanopartículas (NPs) investigadas e a sua aplicação a agentes patogénicos. ZnO NP Foi preparado por um método de redução química usando prata NP usando amido como um agente de cobertura. Sintética Fabricada a partir de uma solução de AgNO3 através de extrato de citrinos por processo de síntese verde. Fabrico de Shinensis (lima doce). Caracterização detalhada das nanopartículas Espectroscopia UVVis, dispersão dinâmica da luz (DLS), análise do tamanho das partículas, microscópio eletrónico de varrimento (SEM), análise de difração de raios X (XRD) e análise termogravimétrica (TGA). A partir da análise do tamanho das partículas por dispersão dinâmica da luz (DLS) e das imagens SEM, o tamanho médio das partículas de ZnO e prata foi de 90 nm e 50 nm. A análise das nanopartículas ou os padrões XRD, a espetroscopia UVVIS e a TGA confirmaram a formação de nanopartículas.

40 Yusuf Nur (2013)- et. al. Sendo um produto recentemente desenvolvido, com muitos aspectos desconhecidos, o efeito das nanopartículas no ambiente

natural está a tornar-se cada vez mais preocupante para os cientistas ambientais e, de um modo mais geral, para os cientistas de todo o mundo.
comunidade. É necessário compreender melhor os efeitos sobre os organismos vivos para garantir a sustentabilidade do ambiente e da saúde, bem como da indústria nanotecnológica. Este artigo aborda os efeitos das nanopartículas de ouro no ambiente. Como modelo de bactéria, Pseudomonas fluorescens, a biomassa bacteriana planctónica em torno de

41 Anand David (2009)- et. al. A síntese de nanopartículas magnéticas é, desde há muito, um campo de estudo ativo. As nanopartículas magnéticas podem ser utilizadas numa variedade de aplicações, incluindo: B. Deteção de agentes patogénicos em tintas magnéticas, dispositivos de armazenamento magnético, administração de medicamentos, meios de contraste para imagens de ressonância magnética (MRI) e alimentos. A uniformidade das partículas e a reação magnética das partículas são especialmente importantes em aplicações como a MRT. Por conseguinte, são necessárias partículas magnéticas uniformes com boas propriedades magnéticas [4]. Uma técnica particularmente eficaz para a síntese de nanopartículas é a biomineralização. Este é um processo natural que pode criar nanoestruturas muito complexas. Além disso, esta técnica inclui condições suaves (temperatura ambiente e pH quase neutro) que tornam esta abordagem adequada. Vários materiais

42 Vesna V. Vodnik et. al. (2013) - A abordagem mediada por sementes foi utilizada para produzir nanopartículas de prata prismáticas e semelhantes a placas (Ag NPs). Estas partículas foram utilizadas como precursores na abordagem de fundição em solução para criar filmes nanocompósitos homogéneos, transparentes e coloridos de Ag/poli (álcool vinílico) (PVA) com várias concentrações de Ag. A espetroscopia UV-visível, a difração de raios X (XRD), a espetroscopia FTIR e os estudos SEM são utilizados para caraterizar as propriedades ópticas e estruturais destes nanocompósitos. O impacto das nanopartículas incorporadas nas características térmicas da matriz de PVA foi também investigado. Verificou-se que a temperatura de transição vítrea do polímero aumenta após a incorporação das Ag NPs.

A estabilidade termo-oxidativa do polímero aumentou marginalmente na presença de NPs Ag, de acordo com uma comparação das características térmicas do PVA puro e dos filmes nanocompósitos. Além disso, foi descoberto o efeito das NPs de Ag na cristalinidade do polímero.

43 Rajesh Dave et. al. (2013) - Foi investigada a recuperação/dissolução melhorada de dois fármacos pouco solúveis em água, a griseofulvina e a azodicarbonamida, moídos por via húmida e incorporados em micropartículas nanocompósitas através de secagem em leito fluidizado e secagem por pulverização. Foram examinados os efeitos do método de secagem, da carga do fármaco, da solubilidade/wettabilidade aquosa do fármaco, bem como da estabilização sinérgica das suspensões moídas na recuperação/dissolução das nanopartículas. A recuperação de nanopartículas de fármaco a partir de NCMPs produzidas por FBD e SD com elevadas cargas de fármaco foi avaliada após redispersão suave através de microscopia ótica e difração laser. Durante a moagem húmida, a hidroxipropilcelulose (HPC) estabilizou sozinha as nanopartículas de fármaco mais molháveis com uma ligeira agregação, mas não conseguiu evitar a agregação das nanopartículas GF. Em contrapartida, foram produzidas nanosuspensões estáveis e bem dispersas de ambos os fármacos quando se combinou dodecil sulfato de sódio (SDS) e HPC. As NCMPs FBD e SD sem SDS apresentaram uma recuperação incompleta das nanopartículas, causando uma dissolução mais lenta para a GF, mas não para o AZD, provavelmente devido à maior solubilidade aquosa/ molhabilidade do AZD.

44 Pramila Chaubey et. al. (2014)- O objetivo deste estudo foi criar e testar um sistema nanoparticulado de quitosano conjugado com manose carregado com rifampicina para a administração selectiva de RIF a macrófagos no tratamento da leishmaniose visceral (LV). Foram investigadas a forma, o tamanho, a eficiência de aprisionamento e a libertação do fármaco in vitro das nanopartículas de quitosano conjugadas com manose (mCNPs) carregadas com RIF. A absorção do fármaco ex vivo por macrófagos e a biodistribuição in vivo em ratos albinos também foram investigadas. Quando as mCNPs foram comparadas com o fármaco livre, a extensão da acumulação nos tecidos ricos em macrófagos, em particular no fígado e no baço, demonstrou ser muito mais elevada. Quando comparadas com as nanopartículas de quitosano não conjugadas, as mNPs apresentaram uma absorção in vivo 2,31 vezes superior (CNPs). Numa experiência separada, a pré-incubação com 0,05 M de manose diminuiu drasticamente a absorção de mCNPs pelos macrófagos, indicando que as nanopartículas manosiladas são absorvidas através de receptores.

45.Sheng Xu (2012)- et. al. A tecnologia de síntese de nanopartículas baseada em laser conhecida por ablação de película fina (TTFA) é aqui relatada. O feixe de laser atinge o alvo. Depois de regressar, evapora o material alvo em átomos metálicos. Estes recombinam-se para formar nanopartículas. As nanopartículas são posteriormente capturadas pelo substrato. Neste trabalho, uma película fina de cobre e níquel feita sobre dióxido de silício transparente utilizou um disco de pulverização catódica como alvo. Amostras de nanopartículas Ablação no vácuo e na presença de um gás inerte de fundo

46.Abolfazl Akbarzadeh et. al. (2018)- As nanopartículas metálicas (MNPs) fabricadas com métodos ecológicos têm merecido muita atenção devido às suas propriedades físico-químicas e potenciais aplicações em biologia. Nos últimos anos, os investigadores têm-se concentrado no desenvolvimento de extractos de plantas para sintetizar NPs, uma vez que estas NPs têm uma toxicidade ambiental mínima e baixa toxicidade para o corpo humano. As NPs derivadas de plantas não só são mais estáveis em termos de tamanho e forma, como também produzem mais do que outras abordagens. Além disso, algumas destas MNPs demonstraram uma ação antibacteriana, que tem sido repetidamente validada nos últimos anos. Os extractos de plantas foram utilizados como agente redutor e estabilizador de NPs, permitindo-nos reduzir a toxicidade no ambiente e no corpo humano sem recorrer a agentes químicos.

47. Wen Zeng et. al. (2014)- Os nanofios hexagonais monodispersos de WO3 (h-WO3) foram produzidos por tratamento hidrotérmico, que envolveu acidificação
Na2WO42H2O com K2SO4 e Na2SO4. A difração de raios X em pó, a microscopia eletrónica de varrimento por emissão de campo e a microscopia eletrónica de transmissão foram utilizadas para caraterizar os produtos finais. O produto final foi caracterizado por uma elevada cristalinidade, boa dispersão e uma estrutura de nanofios com 200> facetas cristalinas expostas. Foram desenvolvidos sensores de película fina utilizando produtos de h-WO3. Foram examinadas as propriedades de deteção de gás de etanol e formaldeído em várias concentrações (10, 20, 50, 100 e 200 ppm). Tanto o etanol como o gás formaldeído tiveram um forte efeito sobre os nanofios de h-WO3.

48. Brigitta Szalay. (2012)- et. al Os produtos nanotecnológicos são muitas vezes referidos como tecnologias do futuro e utilizados em vários domínios, como a eletrónica, a informática, a indústria cosmética, a administração de medicamentos ou o diagnóstico médico. Estas aplicações práticas explicam por que razão os nanomateriais são tão interessantes no domínio da ciência e da economia. Ao mesmo tempo, os nanomateriais suscitam preocupações, sobretudo no que se refere aos efeitos adversos indesejáveis ou inesperados nos sistemas biológicos, que afectam negativamente os seres humanos e o ambiente. O exame toxicológico das nanopartículas (NP) é essencial para que possamos tirar pleno partido desses benefícios e garantir que os seus potenciais efeitos negativos sejam minimizados.

49.Bruno Sarmento et. al. (2018)- O recetor de manose é abundantemente expresso em macrófagos alveolares, tornando-o um alvo viável para o uso de nanocarreadores funcionalizados para aumentar a entrega local de medicamentos anti-tuberculose. Neste estudo, nanopartículas lipídicas sólidas (SLN) carregadas com isoniazida (Isn) e reforçadas com estearilamina (SA) foram produzidas utilizando uma técnica de dupla emulsão e depois funcionalizadas à superfície com manose utilizando um procedimento químico simples. Após a avaliação da pré-formulação, foram obtidas SLN com um tamanho médio de cerca de 500 nm, carregadas positivamente e com uma eficiência de associação ISN de cerca de 50%. Após a síntese de SLN, a funcionalização da manose foi efectuada e validada utilizando a espetroscopia de infravermelhos com transformada de Fourier (FTIR). Quando examinadas na linha de células epiteliais do pulmão humano (NCI-H441) e THP-1 diferenciada (dTHP-1), tanto as SLN funcionalizadas como as não funcionalizadas demonstraram ser isentas de toxicidade, reduzindo a citotoxicidade intrínseca do Isn quando adicionadas às SLN.

50. Jean-Christophe Leroux et. al. (2010) - Há décadas que os poliésteres são utilizados numa série de aplicações biológicas, em especial nas que necessitam de uma intervenção terapêutica transitória, como a cirurgia e a administração de medicamentos. Embora tanto as micelas como as nanopartículas à base de poliésteres tenham sido utilizadas para administrar taxanos por injeção parentérica com vários graus de sucesso, numerosos exemplos na literatura parecem mostrar que os sistemas nanoparticulados são superiores. Embora as micelas apresentem uma citotoxicidade in vitro comparável à do PTX e do DCTX comercialmente disponíveis, as nanopartículas parecem ter um melhor desempenho in vivo, devido à sua maior estabilidade e qualidades de retenção do fármaco. No entanto, as nanopartículas apresentam frequentemente grandes efeitos de explosão, em que uma percentagem significativa do medicamento carregado é rapidamente removida do transportador. A eficácia muito superior das micelas de poliéster in vivo em comparação com as formulações à base de CrEL ou polissorbato 80 só foi possível devido à eficácia significativamente superior in vitro.

3 OBJECTIVO E FINALIDADE

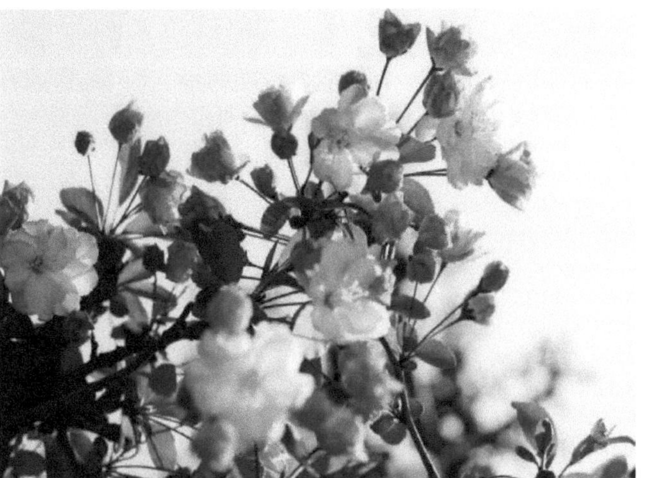

Objetivo

Explorar a atividade antiulcerosa da formulação de nanopartículas poliméricas carregadas com fármacos para o tratamento da úlcera péptica

Objetivo

O objetivo final deste projeto é utilizar nanopartículas poliméricas para o tratamento de úlceras alvo, especificamente úlceras pépticas, e melhorar a eficácia terapêutica das condições de cicatrização de úlceras. Investigar a atividade antiulcerosa de fármacos antiulcerosos sob a forma de nanopartículas poliméricas. Ao diminuir o tamanho da partícula, a potência e a biodisponibilidade do fármaco aumentam, o que diminui a frequência da dose e aumenta a eficácia terapêutica. Por conseguinte, a toxicidade do fármaco é minimizada.

Necessidade de estudo

A potência e a biodisponibilidade do medicamento aumentam quando o tamanho das partículas é reduzido; consequentemente, a frequência de dosagem é reduzida e a eficácia terapêutica é aumentada. Como resultado, a toxicidade do medicamento é reduzida.

Declaração do problema

Devido ao grande tamanho das partículas e à condição ulcerosa, a absorção do medicamento não é adequada.

A partir deste estado, a frequência da dose é repetida, pelo que a toxicidade do medicamento aumenta.

Plano de trabalho

Pesquisa bibliográfica

Para o estudo básico relacionado com o trabalho experimental e este estudo foi recolhido de vários artigos de revisão e investigação, teses, livros da biblioteca.

- Preparação e publicação de artigos de revisão
- Seleção do medicamento e dos excipientes
- Seleção de um método de preparação

Estudo de pré-formulação:

São efectuados vários parâmetros

Trabalho experimental

- Otimização de lotes
- Concentração fármaco - polímero
- Seleção do método
- Formulação efectuada

Avaliação da nano-suspensão-

- Análise do tamanho das partículas
- Potencial zeta
- Uniformidade do conteúdo do medicamento
- Eficácia do aprisionamento
- Estudo de dissolução in-vitro

Resultado

Conclusão

Conclusão do trabalho de redação

Apresentar tese

4 EXPERIMENTAL Trabalho

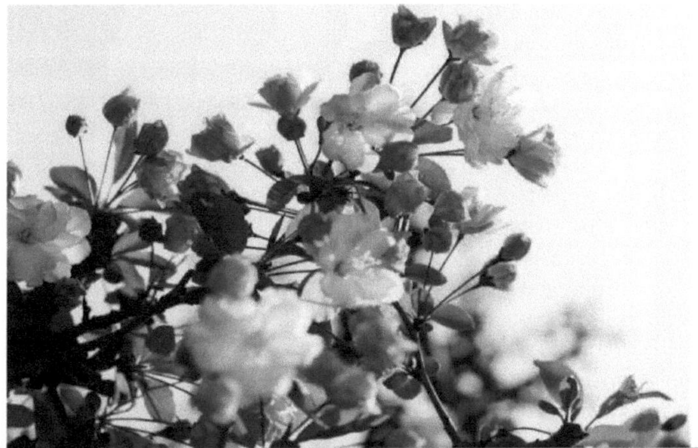

Perfil do medicamento e do excipiente

Medicamentos

Estrutura -

Nome do medicamento - Lansoprazol

Fig. 5 - A estrutura do medicamento lansoprazol

Fórmula molecular - $C_{16}H_{14}F_3N_3O_2S$

Peso molecular - 369,36 gm/mol

Estabilidade e armazenamento- A 22 C, proteger da luz solar.

Solubilidade- O lansoprazol é facilmente solúvel em dimetilformamida. Solúvel em metanol, ligeiramente solúvel em etanol. Facilmente solúvel em acetato de etilo, diclorometano e acetonitrilo.

Muito ligeiramente solúvel em éter; moderadamente solúvel em hexano e em água.

Ponto de fusão - 166C

Dose - 30 mg uma vez por dia ou 15 mg duas vezes por dia.

Aspeto - Branco amorfo.

Excreção - renal e fecal

Meia-vida de eliminação -1,0-1,5 horas
Ligação às proteínas plasmáticas - 97%
Biodisponibilidade - 80% ou mais
Introdução-
O lansoprazol, vendido sob o nome comercial de Selanz SR, entre outros, é um medicamento que reduz o ácido do estômago. É utilizado para tratar a úlcera péptica, a doença do refluxo gastroesofágico e a síndrome de Zollinger-Ellison. A eficácia é semelhante à de outros inibidores da bomba de protões (IBP). O medicamento é tomado por via oral. O início da ação dura várias horas e os efeitos duram até vários dias. Os efeitos secundários mais comuns incluem obstipação, dor abdominal e náuseas.
Os efeitos secundários graves podem incluir osteoporose, níveis baixos de magnésio no sangue, infeção por Clostridium difficile e pneumonia. A utilização durante a gravidez e o aleitamento é incerta. Atua por s1984 e entrou em uso médico em 1992. Está disponível como medicamento genérico. Em 2017, foi o 188º medicamento mais prescrito nos Estados Unidos, com mais de três milhões de prescrições.
A enzima H + / K + ATPase ("bomba de protões") está localizada na membrana apical das células parietais e é a enzima responsável pela secreção de ácido gástrico. Os IBP contêm um benzimidazol substituído e um anel de piridina em ponte com um grupo sulfinilo. Em pH neutro, estes compostos lipossolúveis não inibem a bomba de protões. Os IBP difundem-se no sangue para os túbulos secretores das células parietais, onde ficam retidos após protonação. Os IBP protonados reorganizam-se para formar ácido sulfénico e sulfenamida.
A sulfenamida está ligada covalentemente a grupos sulfidrilo em locais importantes da região extracelular luminosa da H+/K+ ATPase. Dois resíduos de cisteína, 813 e 822, são sítios de ligação importantes. A inibição completa ocorre quando dois inibidores estão ligados a cada molécula de enzima. Por conseguinte, o lansoprazol e outros IBP são pró-fármacos que necessitam de ser activados para serem clinicamente eficazes.
Utilizações médicas-
O lansoprazol é utilizado para tratar úlceras gástricas e duodenais e úlceras causadas por AINEs. Infeção por Helicobacter pylori, para além dos antibióticos (terapia adjuvante), o tratamento para matar a H. pylori que causa úlceras ou outros problemas é feito com a utilização de dois medicamentos para além do lansoprazol, conhecido como "terapia tripla", e inclui a toma de lansoprazol, amoxicilina e claritromicina duas vezes por dia durante 10 ou 14 dias Doença do refluxo gastroesofágico Síndrome de Zollinger-Ellison. Não há provas de que funcione melhor do que outros IBP.
Efeitos secundários-
Os efeitos secundários dos IBP em geral e do lansoprazol, em particular, podem incluir

- Comuns: diarreia, dor abdominal. Pouco frequentes: boca seca, insónia, sonolência, visão turva, erupção cutânea, prurido.
- Raros e muito raros: perturbações do paladar, disfunção hepática, edema, reacções de hipersensibilidade (incluindo broncospasmo, urticária, angioedema, anafilaxia), fotossensibilidade, febre, sudação, depressão, nefrite intersticial, perturbações do sangue (incluindo leucopenia, leucopenia, trombocitopenia, trombocitopenia), artralgia, mialgia, reacções cutâneas incluindo (eritrocitose, síndrome de Stevens-Johnson, necrólise epidérmica tóxica, vesículas)
- Os IBP podem aumentar o risco de fracturas da anca e de diarreia por Clostridium difficile.

Química-

A substância ativa do lansoprazol é o 2 [[[[3metil4 (2,2,2trifluoroetoxi) 2piridil] metil] sulfinil] benzimidazol. A sua fórmula empírica é C16H14F3N3O2S e o seu peso molecular é 369,37. A sua fórmula estrutural é apresentada na Fig.

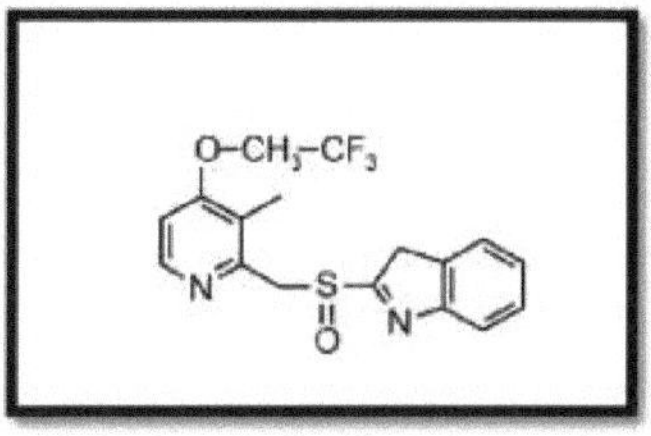

Fig. 6 - Estrutura química do lansoprazol

O lansoprazol é um pó cristalino branco a esbranquiçado e inodoro, muito solúvel em dimetilformamida, solúvel em metanol, moderadamente solúvel em etanol, ligeiramente solúvel em acetato de etilo, diclorometano e acetro nitrilo; muito pouco solúvel em éter e praticamente insolúvel em hexano e água. A sua fusão por decomposição dá-se a cerca de 1660C.

O lansoprazol decompõe-se numa solução aquosa e a sua taxa de decomposição é inversamente proporcional ao pH. A 25°C, a sua meia-vida é de 0,5 horas a pH 5,0 e de 18 horas a pH. 7.0.

O lansoprazol é estável à exposição à luz durante um período máximo de 2 meses. TAP Pharmaceuticals, lansoprazol em cápsulas de libertação retardada para administração oral.

Este composto é apresentado sob a forma de grânulos revestidos por via entérica em cápsulas com duas dosagens contendo 15 ou 30 mg de lansoprazol por cápsula.

Os comprimidos com revestimento entérico também contêm hidroxipropilcelulose, hidroxipropilcelulose menos substituída, dióxido de silício coloidal, carbonato de magnésio, copolímero de ácido metacrílico, amido, pó de talco, esferas de açúcar, sacarose, polietilenoglicol, polissorbato80 e dióxido de titânio. Os ingredientes das cápsulas de gelatina incluem gelatina, dióxido de titânio, vermelho D&C n.º 28, azul FD&C n.º 1 e vermelho FD&C n.º 40. A cápsula de gelatina de 15 mg também contém FD&C Green No. 3.

Farmacodinâmica

O metabolito sulfenamida do lansoprazol liga-se covalentemente aos locais críticos da H+/K+ ATPase, a via terminal convencional de secreção ácida gástrica, e inibe tanto a secreção ácida basal como a estimulada. Em adultos, o lansoprazol (30 mg) reduziu a secreção de ácido gástrico induzida por um estímulo de refeição para 19 ± 2 m mol/h em comparação com 96,114 ± 12,16 m mol/h com placebo.

Em doentes geriátricos com idade superior a 60 anos, a diminuição da secreção de ácido gástrico foi ainda mais significativa a uma taxa de 2 ± 1 m mol/h. O lansoprazol aumenta o pH gástrico médio de uma forma dependente da dose. O pH gástrico médio aumentou para 4,3 ± 5,4 com lansoprazol (30 mg) e para 6,47 com a dose de 60 mg, em comparação com o pH médio de 1,4 ± 2,1 após placebo.

pH gástrico >4 35,2% do tempo nas 24 horas após lansoprazol (30 mg) em comparação com 3,5% com placebo. Quando administrado numa dose de 30 mg de 12 em 12 horas, o lansoprazol manteve o pH gástrico > 4 em média 75,8% do tempo. Em doentes pediátricos

que receberam lansoprazol diariamente durante 5 dias, o pH gástrico médio aumentou de pH 2,5 (valor de referência) para pH 3,6 com lansoprazol (15 mg) e de pH 2,3 para 3,8 com lansoprazol (30 mg). Em crianças <30 anos> 3 4 no dia 5 de 23 54% do tempo em comparação com 12 41% antes da terapia com lansoprazol. Em doentes pediátricos >30 kg que receberam lansoprazol (30 mg/dia), a incidência de pH gástrico >3 4 aumentou para 2060%, em comparação com 9-49% antes do tratamento correspondente.
Os níveis séricos de gastrina aumentam com o tratamento com IBP. A supressão da secreção de ácido gástrico estimula a libertação de gastrina, uma hormona polipeptídica segregada por células G antagonistas no estômago. Os doentes com úlceras gástricas ou duodenais tratados com lansoprazol (30 mg/dia) durante 8 semanas revelaram um aumento dos níveis médios de gastrina sérica para 286 ng/ml em comparação com 118 ng/ml antes do tratamento.
Os níveis médios de gastrina sérica permaneceram elevados a 185 ng/ml em doentes sob terapêutica de manutenção com um antagonista dos receptores H2, mas voltaram ao normal em doentes que não necessitaram de terapêutica anti-secretora. O estudo de fase II do lansoprazol em indivíduos pediátricos com idades compreendidas entre 1 e 11 anos produziu resultados semelhantes, com um aumento dos níveis médios de gastrina sérica de 50 a 100 ng/ml após 8 a 12 semanas de utilização do lansoprazol. 15 mg por dia) e 52 a 91 ng/ml com lansoprazol (30 mg por dia).
A infeção por H. pylori está também associada a hipergastrinémia. Foi relatado que a eliminação da infeção por H. pylori minimiza o aumento dos níveis séricos de gastrina durante o tratamento com omeprazol, em comparação com o aumento dos níveis de gastrina em doentes com H. pylori que não foram excluídos. Ocorreram alterações morfológicas da mucosa gástrica em animais de laboratório tratados a longo prazo com doses elevadas de lansoprazol.
Ocorreu um aumento da glândula gástrica e das células parietais em ratos que receberam lansoprazol 50 mg/kg/dia durante 1 ano. A hiperplasia gástrica induziu hiperplasia das células enterocromafins (ECL) e carcinogéneos ECL em vários modelos animais. No entanto, não se verificou um aumento significativo da densidade de ECL em humanos num estudo a longo prazo até 5,5 anos. Outro estudo identificou o H. pylori como um fator de risco para a hiperplasia das células argirofílicas em doentes que receberam lansoprazol durante 5 anos.

Farmacocinética e Metabolismo-

O lansoprazol é rapidamente absorvido, com uma Cmax média em adultos de 1,7 ± 0,8 horas (média ± DP) após administração oral. A concentração sérica máxima foi de 824 ± 419 ng/ml (média ± DP) em adultos que tomaram 30 mg de lansoprazol.
A sua área sob a curva média (AUC) é de 2133 ± 1797 ng. h/ml (média ± DP) em adultos após uma dose de 30 mg. A Cmax e a AUC são aproximadamente proporcionais em adultos com uma dose única de 15-60 mg. A farmacocinética do lansoprazol não é afetada por doses múltiplas porque o fármaco não se acumula. A semi-vida sérica do lansoprazol é de 1,2 ± 0,5 horas (média ± DP) em adultos.
Existem diferenças relacionadas com a idade na semi-vida do lansoprazol. A meia-vida do lansoprazol em pacientes pediátricos pré-adolescentes foi de 0,7 ± 0,2 horas (média ± DP) em comparação com 1,2 ± 0,5 horas em adultos. Em contrapartida, a farmacocinética do lansoprazol em adolescentes foi semelhante à dos adultos. Foram também observadas diferenças relacionadas com a idade em doentes geriátricos. A meia-vida do lansoprazol é de 1,9 ± 2,9 horas nos idosos.
Apesar das diferenças relacionadas com a idade na semi-vida, a Cmax e a AUC do

lansoprazol foram semelhantes em doentes de todas as idades. O lansoprazol tem um metabolismo de primeira passagem mínimo. Os dois principais metabolitos excretados do lansoprazol são a lansoprazol sulfona e o hidroxilansoprazol.

O lansoprazol sulfona é formado pela via do citocromo P450 (CYP3A4), enquanto o hidroxilansoprazol pode ser formado pela via do CYP3A4, CYP2C18 ou CYP2C19. Um estudo de eliminação de 14 lansoprazol mostrou que aproximadamente um terço da radiação administrada foi recuperada na urina, enquanto dois terços foram recuperados nas fezes, indicando que foi principalmente excretada na bílis.

Os doentes com insuficiência renal têm uma semi-vida encurtada e uma AUC diminuída do lansoprazol. Em contrapartida, a semi-vida do lansoprazol aumentou de 1,5 para 3,2 horas em doentes com insuficiência hepática. A absorção do lansoprazol é relativamente completa, com uma biodisponibilidade absoluta >80% no estado de jejum.

A presença de alimentos afecta a absorção dos mesmos, ocorrendo uma redução de 27% na biodisponibilidade quando o lansoprazol é administrado com alimentos. Não existe um efeito significativo na absorção se o lansoprazol for administrado antes das refeições.

Eficácia clínica

A eficácia clínica do lansoprazol foi estudada no tratamento de úlceras duodenais activas, manutenção de úlceras duodenais cicatrizadas, úlceras gástricas benignas activas, tratamento a curto prazo da esofagite de refluxo erosiva, cura da esofagite erosiva, úlceras gástricas e duodenais associadas a AINE, condições hipersecretoras como a síndrome de Zollinger-Ellison e erradicação da H. pylori em combinação com claritromicina e amoxicilina.

Os resultados dos estudos de fase II para o tratamento da DRGE em doentes pediátricos foram publicados sob a forma de resumo. O lansoprazol foi também avaliado para o tratamento da azia em adultos com esofagite não erosiva.

Nome do excipiente - Quitosano

Estrutura

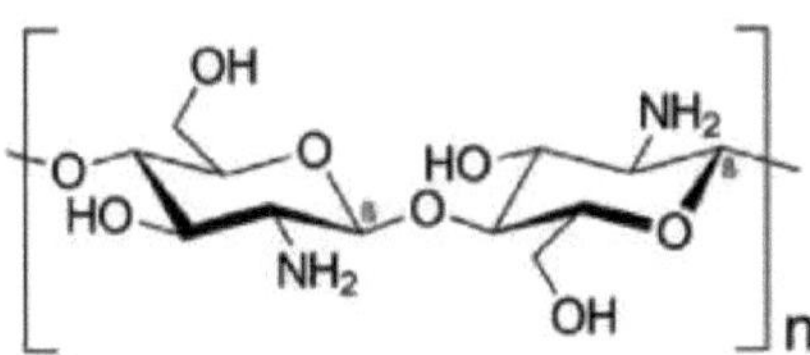

Fig. 7 - Estrutura do Excipiente Quitosano

Denominação IUPAC - (1,4)-2-Amino-2-desoxi-beta-D-glucano

Fórmula molecular- $C_{56}H_{103}N_9O_{39}$

Peso molecular - 1526,5 g/mol

valor pKa - 6,5

Ponto de fusão - 80-100 °C

Valor de PH- 6,0

Solubilidade- É solúvel em água e em solução aquosa ácida diluída

Armazenamento - conservar em recipiente bem fechado a baixas temperaturas (2-8 °C)

Aplicação farmacêutica - O quitosano foi utilizado na cicatrização de feridas, na engenharia de tecidos, na bioimagem e na indústria alimentar. O quitosano foi aplicado na ligação a medicamentos proteicos, lentes de contacto e implantes.

Nome do excipiente - Álcool polivinílico

Estrutura

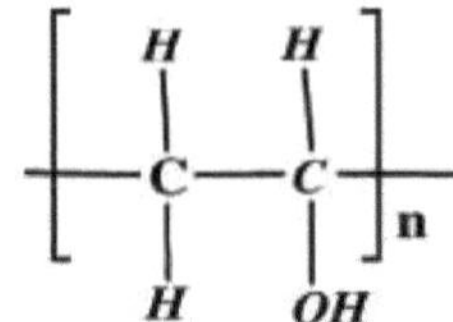

Fig. 8 - Estrutura do excipiente álcool polivinílico

Fórmula molecular- (C H_{24} O)x

Peso molecular - 16.000 g/mol

Valor PKa - 17,69

Ponto de fusão - 200 °C

Valor de PH- 5,0-6,5

Solubilidade - É muito solúvel em água e insolúvel num solvente orgânico

Armazenamento - Manter num recipiente bem fechado, armazenado numa área fresca, seca e ventilada.

Aplicação farmacêutica - O álcool polivinílico (PVA) é excecionalmente adequado para utilização comercial em grande escala como excipiente em vários produtos farmacêuticos, tais como revestimentos de comprimidos, gotas para os olhos, bio-fermentação e tópicos. O PVA é biocompatível, toxicologicamente seguro, solúvel em água e adequado para a simulação de tecidos naturais.

Nome do excipiente - Metanol

Estrutura

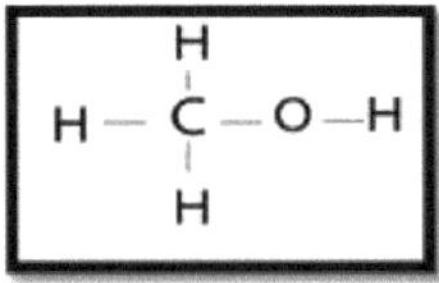

Fig. 9 - A estrutura do excipiente metanol.

Propriedades -

Fórmula química CH $_{3OH}$ ou CH 4O

Massa molar 32,04 g $_{mol-1}$ **Aspeto** Líquido incolor **Odor** Doce e pungente **Densidade** 0,792 g/cm3

Ponto de fusão

-97,6 °C (-143,7 °F.)

175.6 K)

Ponto de ebulição 64,7 °C (148,5 °F; 337,8 K)

Armazenamento

O metanol deve ser armazenado numa área bem ventilada, longe da luz solar direta e da humidade. Não deve ser armazenado com materiais oxidantes, tais como perclorato, trióxido de crómio, bromo, hipoclorito de sódio, cloro ou peróxido de hidrogénio, devido ao risco de incêndio e explosão.

Aplicação farmacêutica

Mais de metade do metanol mundial é utilizado em várias aplicações químicas. O metanol é utilizado como matéria-prima para a produção de produtos químicos como o ácido acético e o formaldeído, que, por sua vez, são utilizados em produtos como colas, espuma, contraplacado, solventes e líquidos para lavagem de para-brisas.

Nome do excipiente - Metilcelulose

Estrutura

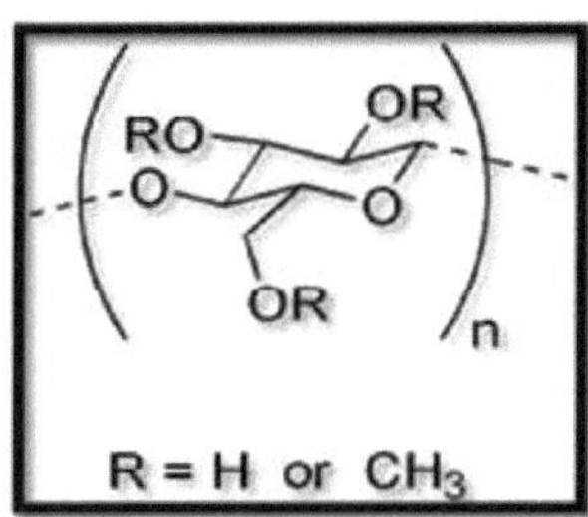

Fig. 10 - Estrutura do excipiente Metilcelulose

Propriedades-

Fórmula química C20H38O11

Peso molar 454,5 g mol-1 **Aspeto** Branco Amorfo **Odor** Odor menos **Densidade** 1,450 g/cm3

Ponto de fusão 482° F a 572° F

Ponto de ebulição 527,1°C

Solubilidade -

O MC é amplamente utilizado em formulações farmacêuticas sólidas orais como aglutinante, agente de revestimento e como matriz de libertação controlada. O MC é solúvel em água (até 55°C). Isto indica uma solubilidade em água ligeiramente superior à do HPC. A sua solução aquosa apresenta propriedades de gelificação térmica a temperaturas elevadas.

Armazenamento

Aquecer H2O a 60°C, adicionar metilcelulose (Sigma) (3% em peso; ajustar a viscosidade se necessário) e misturar com uma vareta de vidro. Colocar a solução (incluindo quaisquer partículas não dissolvidas) num congelador a -20°C e agitar de 30 em 30 minutos até congelar. Armazenar durante a noite no frigorífico.

Aplicação-

A metilcelulose é um laxante formador de volume que aumenta a quantidade de água nas fezes para as tornar mais macias e fáceis de defecar. A metilcelulose é utilizada para tratar a obstipação e para ajudar a manter movimentos intestinais regulares. A metilcelulose também pode ser utilizada para fins não indicados neste guia de medicação.

Nome do excipiente - Celulose microcristalina (MCC)

estrutura-

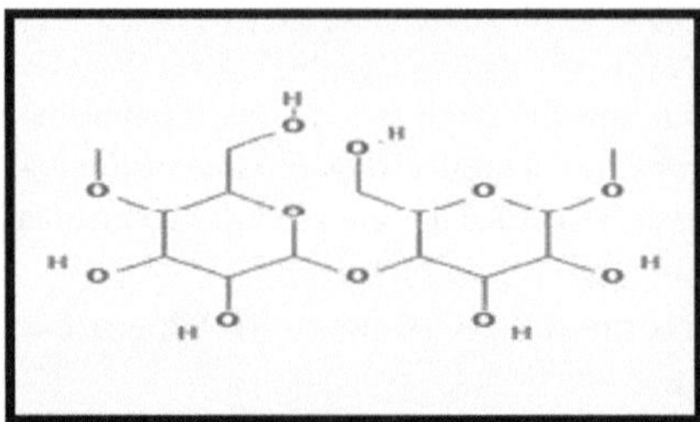

Fig. 11- Estrutura do excipiente MCC

ropriedades-

Fórmula química C14H26O11

Massa molar 370,35 g mol-1 **Aspeto** Branco Amorfo

Odor Amargo **Densidade** 1,668 g/cm3

Ponto de fusão 260-270ºC **Ponto de ebulição** 667,9 °C

Amargo 1,668 g/cm3 260-270°C 667,9 °C

Solubilidade

Utilizações. A celulose microcristalina é uma goma que é a forma não fibrosa da celulose, uma alfacelulose. É dispersível em água mas não solúvel, exigindo uma energia considerável para se dispersar e hidratar.

Aplicação

A celulose microcristalina (MCC) é um termo para polpa de madeira refinada e é utilizada como texturizante, agente antiaglomerante, substituto de gordura, emulsionante, extensor e agente de volume na produção alimentar. A forma mais comum é utilizada em suplementos vitamínicos ou comprimidos.

Nome do excipiente - Estearato de magnésio

Estrutura:

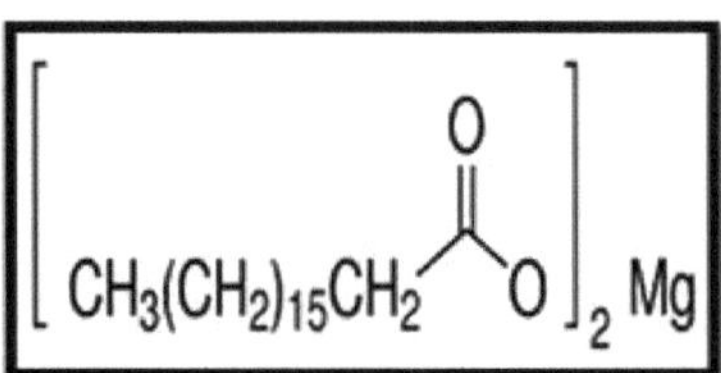

Fig. 12 - A estrutura do excipiente estearato de magnésio

Nome químico: Sal de magnésio do ácido octadecanóico

Aplicação em produtos farmacêuticos

formulação ou tecnologia: O estearato de magnésio é amplamente utilizado em cosméticos, alimentos e formulações farmacêuticas. É utilizado principalmente como lubrificante no fabrico de cápsulas e comprimidos.

Descrição: O estearato de magnésio é um pó muito fino, branco claro, precipitado ou suave, implantável, de baixa densidade aparente, com um ligeiro odor a ácido esteárico e um sabor caraterístico. O pó é gorduroso ao tato e adere facilmente à pele.

Intervalo de fusão: 117-150oc (amostras comerciais); 126-130oc (estearato de magnésio de elevada pureza)

Solubilidade: Sracticamente insolúvel em etanol, etanol (95%), éter e água; ligeiramente solúvel em benzeno quente e etanol quente (95%)

Nome do excipiente - Talco

Estrutura:

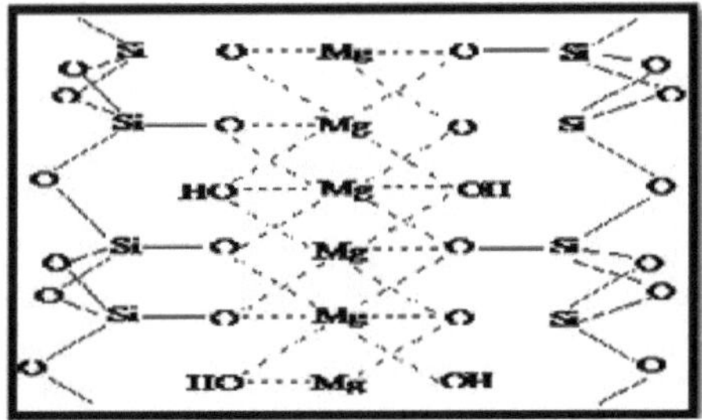

Fig. 13 - A estrutura do excipiente Talco

Fórmula molecular: Mg6 (Si2O5)4(OH)4.

Peso molecular: 379,27

Ponto de fusão - 1500°C.

Ponto de ebulição - 900°C,

Descrição: O talco é um pó cristalino muito fino, branco a branco-acinzentado, inodoro, impalpável, untuoso. Adere facilmente à pele e é macio ao tato e sem grumos. **Aplicações na indústria farmacêutica**

Em tempos, o talco foi amplamente utilizado em formulações de dosagem sólida oral como lubrificante e diluente.

Condições de armazenamento : O talco é um material estável e pode ser esterilizado por aquecimento a 160°C durante, pelo menos, 1 hora. Também pode ser esterilizado por exposição a óxido de etileno ou irradiação gama.

Nome do excipiente - Manitol

Estrutura:

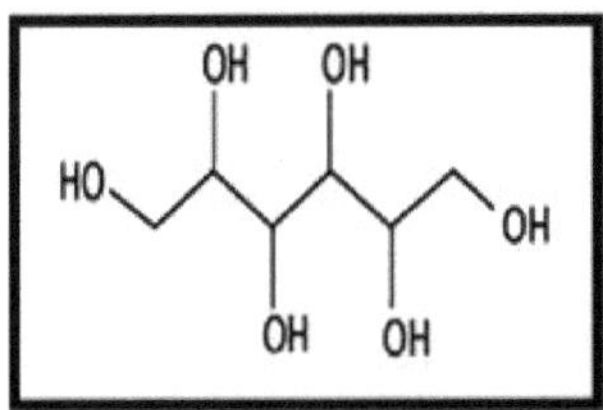

Fig no14 - A estrutura do excipiente manitol

Descrição: O manitol apresenta-se sob a forma de pó branco, inodoro e cristalino ou de grânulos de fluxo livre. Tem um sabor doce, aproximadamente tão doce como a glucose.

Fórmula molecular - C6H14O6

Peso molecular - 182,17

Solubilidade -

Solúvel em água, álcool, piridina e glicerol. Insolúvel em éter

Armazenamento -

Quando se infundem concentrações de manitol a 25%, o conjunto de administração deve incluir um filtro. Proteger do congelamento. Armazenar a uma temperatura entre 20 e 25°C (68 e 77°F). [Ver USP Temperatura ambiente controlada].

Aplicações:

Na preparação farmacêutica, é utilizado principalmente como diluente (10-90%) em formulações de comprimidos. Com base nos seus efeitos fisiológicos benéficos, o manitol é atualmente utilizado como adoçante funcional na indústria alimentar. Além disso, o manitol tem aplicações nas indústrias farmacêutica, química e médica devido às suas vantagens promissoras.

MATERIAIS

Quadro nº 2 - Utilização de fármacos (API) e excipientes nas formulações

Nº Sr.	Nome da API	MFG Por	Número do lote	Código do produto
1.	Lansoprazol	Cipla PVT. LTD Kurkumbh, Daund, Dist- Pune.	J- 3025 48	250
Nº Sr.	**Nome do excipiente**	**MFG Por**	**Número do lote**	**Código do produto**
1.	Álcool polivinílico	Yarrow Chem Produto Mumbai	0611C0611	PA131
2.	Metanol	Thomas Becker (Chemicals) PVT. LTD	MF/18/38102/P-611	107726
3.	Quitosano	Corporações Chemdyes	250KDA	9012-76-4
4.	Metilcelulose	Laboratório de investigação Mumbai	SR- 101220	SR-1017
5.	Celulose Macrocristalina	Laboratórios Regent & Fine Chemicals	L23288A1708	0263000500
6.	Estearato de magnésio	Pallay Chemicals & Solvent PVT. LTD.	PC/981/16-2	0160200250
7.	Pó de talco	Thomas Baker (Chemicals) PVT. LTD	15003	PD/18/2683/49
8.	Manitol	Moly-chem, Mumbai	MCR 18888	15640

Tabela nº 3 - Instrumentos utilizados nas formulações-

Nº Sr.	Nome do instrumento	MFG	Número do modelo	Número de série
1	Microcentrífuga programável	Bio-era Life Science PVT. LTD	PMC 260606	8M1709003
2	Mistura Vortex	Bio-era Life Science PVT. LTD	BE/ VM/ 01	MMG0000102
3	Sonicador de sonda	Tecnologia Athena	ATP 500	AT-PS- 20221802 15

	(Homogeneizador)			
4	Agitador magnético	Remi elektrotechnik ltd.	PA 401208	PA 208
5	Aparelho de desintegração	Bio- Technics Índia	IPV- 44A	13821
6	Aparelho de dissolução	Laboratório elétrico	80AK	0608023
7	Medidor de pH	Bio-era Life Science PVT. LTD	PH032805	600318099001
8	Evaporador Rota	Medica instrument MFG. Co.	36RV	8753RVO1ABG.023
9	Balanço digital	Shimadzu		
10.	Aparelho para medir a densidade da torneira	DBK Instrument, Mumbai	40BD806	190371
11.	Forno de ar quente	Instrumento de laboratório científico para a escola e o colégio.	40082H	50688PGH
12	Aparelho de destilação	Bio-era Life Science PVT. LTD	PDU310360	Z06361
13.	Congelamento profundo	Congelador de duas portas Voltas	720441781718	7204DF

Tabela de formulação

Tabela nº 4 - Tabela de formulação

Ingrediente	Formulações					
	F1	F2	F3	F4	F5	F6
IFA - Lansoprazol (mg)	30	30	30	30	30	30
Quitosano (%)	0.1	0.5	1.0	-	-	-
Metilcelulose (%)	-	-	-	0.1	0.5	1.0
Álcool polivinílico (%)	0.25	0.25	0.25	0.25	0.25	0.25
Fase Orgânica Fase Aquosa e Rácio (ml)	1:10	1:10	1:10	1:10	1:10	1:10
Base da cápsula (mg)	Q. S. 250mg	Q. S. 250mg	Q. S. 250mg	Q. S. 250mg	Q. S. 250mg	Q. S. 250mg

Método de preparação

Nome do método utilizado - Métodos de evaporação de solventes.

Fase Orgânica = Solvente Orgânico Polar +Polímero + API

Fase Aq = Tensioativo + Solvente Aq

Fase Orgânica + Fase Aq

(Emulsificação com um homogeneizador de alta velocidade ou ultra-sons
Em 4° C durante 35 min)

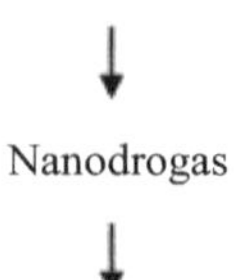

Nanodrogas

Evaporação dessa dispersão (solvente de polímero) com arranque magnético contínuo à temperatura ambiente (Durante 3 horas)

Colocar a solução num evaporador rotativo (durante 5 minutos)

Após a evaporação do solvente, procede-se à recolha das nanopartículas por centrifugação em ultra-centrifugação (Velocidade - 12.000 RPM)

Nanopartículas recolhidas Lavar com água desionizada durante 3 vezes

Adicionar 5 % de solução de Sugrue como crioprotector

Nanopartículas
armazenado entre -25 e -30° C (Processo - processo de secagem livre) durante a noite

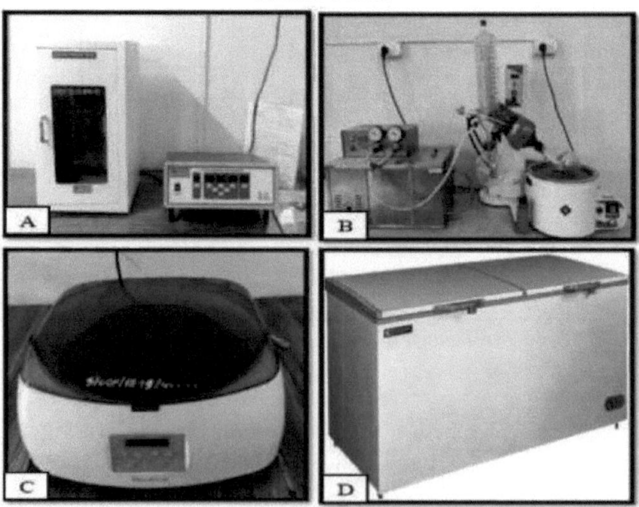

Fig. 15 - A imagem contém os instrumentos utilizados para a formulação, ou seja, A- Sonda Sonicador, B- Evaporador rotativo, C- Micro centrifugação, D- Congelador profundo, respetivamente

5 ESTUDO DE PRÉ-FORMULAÇÃO

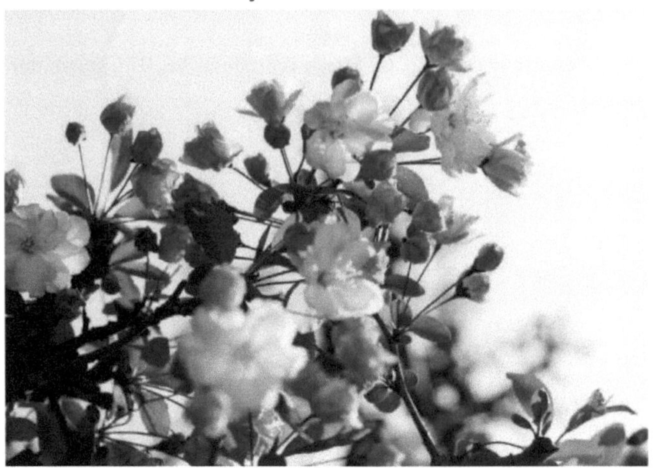

Solubilidade-

A capacidade de uma substância química sólida, líquida ou gasosa (designada por soluto) se dissolver num solvente (normalmente um líquido) para produzir uma solução é designada por solubilidade. A solubilidade de uma substância é largamente determinada pelo solvente utilizado, bem como pela temperatura e pressão a que é dissolvida. A concentração da solução saturada é utilizada para determinar a solubilidade de uma substância num solvente específico.

Quando a adição de mais soluto a uma solução não aumenta a concentração da solução, diz-se que esta está saturada. O grau de solubilidade varia muito entre substâncias, desde o etanol infinitamente solúvel (totalmente miscível) em água até ao cloreto de prata ligeiramente solúvel em água.

As substâncias químicas pouco solúveis são frequentemente designadas por "insolúveis". A solubilidade de equilíbrio pode ser excedida em determinadas condições, resultando numa solução supersaturada. O tamanho das partículas tem pouca influência na solubilidade; com tempo suficiente, mesmo as partículas maciças dissolvem-se.

A solubilidade refere-se à capacidade de um material criar uma solução com outra substância, o solvente, em química. A incapacidade do soluto para produzir essa solução é designada por insolubilidade. A concentração de um soluto numa solução saturada, na qual não é possível dissolver mais soluto, é utilizada para determinar a extensão da solubilidade de uma substância num determinado solvente.

Diz-se que os dois compostos estão em equilíbrio de solubilidade nesse momento. Pode não existir tal limite para alguns solutos e solventes, caso em que se diz que os dois compostos são "miscíveis em quaisquer quantidades" (ou apenas "miscíveis")

Termos em Solubilidade-

1. **Soluto -** Um soluto é uma substância que se dissolve na água (pode ser um sólido, um líquido ou um gás)
2. **Solubilidade-** A solubilidade refere-se à capacidade de um soluto se dissolver num solvente.
3. **Solvente -** composto solvente (normalmente um líquido) que dissolve o soluto.

Objetivo de aprendizagem-
Reconhecer os diferentes iões que fazem com que o sal seja solúvel ou insolúvel numa dada solução.

Fluxograma da determinação da solubilidade-
A determinação qualitativa da solubilidade foi feita adicionando solvente em pequenas quantidades incrementais a um tubo de ensaio contendo uma quantidade fixa de soluto ou vice-versa. Em cada adição, o sistema é vigorosamente agitado e observado visualmente.

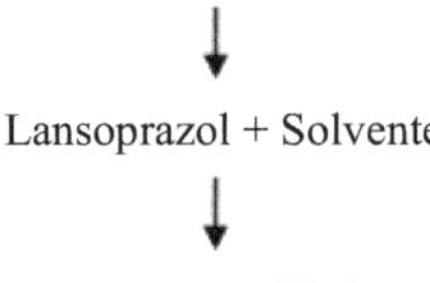

Lansoprazol + Solvente

Tomar uma diluição

[A] 1mg de medicamento + 1 ml de um determinado solvente = **Solução Primária**

B] 1 ml de amostra da solução primária + 10 ml de meio de dissolução (HCl 0,1 N) =

Observar a solução

Registar a absorvância da solução Observe por espetroscopia UV com um determinado comprimento de onda

Traçar o gráfico e formar o gráfico de barras de todas as observações

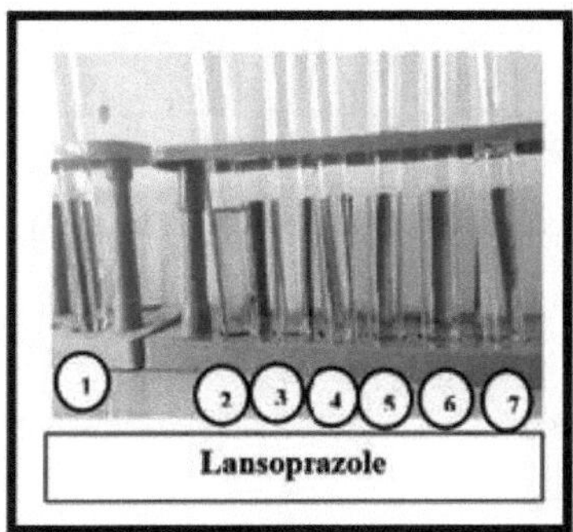

Fig. 16 - As fotografias de observação da solubilidade das amostras em vários solventes são apresentadas na tabela.

Ponto de fusão-

As propriedades físicas do composto, como o ponto de fusão e o ponto de ebulição, podem ser úteis. A informação é útil para identificar amostras ou determinar a sua pureza. Estas páginas descrevem dois métodos comuns para determinar o ponto de fusão utilizando o método

1) Dispositivo Meltemp.
2) Instalação da mangueira Thiele.

O ponto de fusão é a temperatura à qual um sólido se transforma num líquido. Desde então, é necessário vencer a força intramolecular que mantém o sólido unido, a temperatura O local de fusão depende da estrutura das moléculas envolvidas. Relação entre estrutura e características. Por isso, diferentes compostos tendem a ter diferentes pontos de fusão. Os compostos orgânicos cristalinos não-iónicos puros têm geralmente um ponto de fusão nítido e caraterístico. Ponto de fusão (geralmente na gama de 0,51,0 ° C). Uma mistura de quantidades muito pequenas de impurezas miscíveis diminui o ponto de fusão e aumenta o intervalo do ponto de fusão. Por conseguinte, o ponto de fusão do composto é o critério de pureza e identificação. O ponto de fusão de um sólido orgânico pode ser determinado adicionando uma pequena quantidade a uma pequena quantidade. Os capilares são ligados à haste do termómetro na cantera do banho de calor para aquecer o banho de calor. Normalmente, uma amostra pura tem um ponto de fusão acentuado, para o nosso estudo de pré-formulação de API utilizamos o **método do tubo de Thiele.**

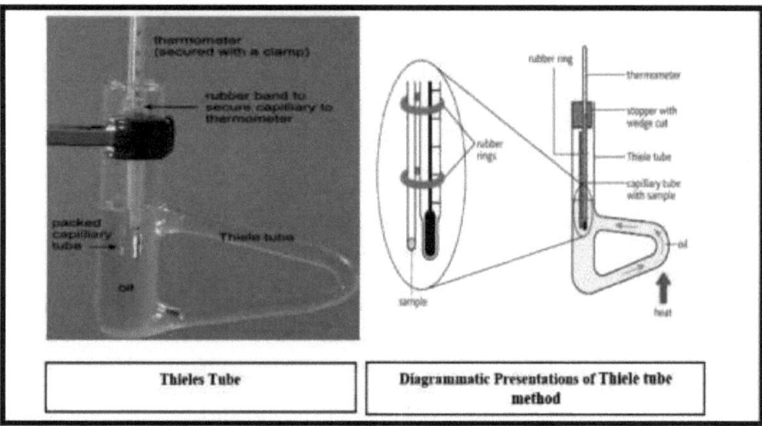

Fig. 17 - Representação esquemática do tubo de Thieles

Método Fluxograma-

Recolher o capilar selado lateralmente, o tubo de Thiele, a parafina líquida, a rosca, o suporte da bureta e o termómetro.

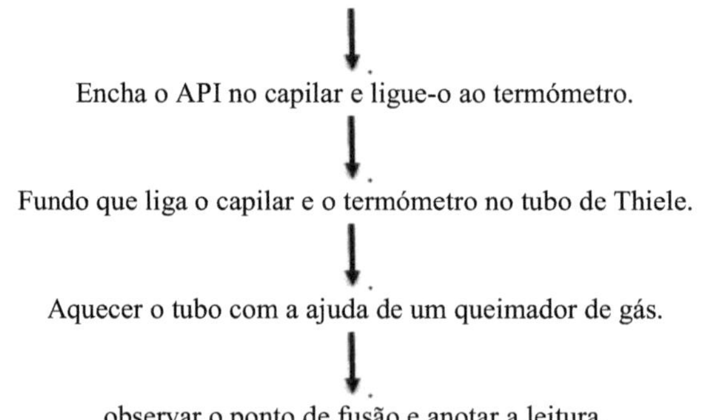

Recolher o capilar selado lateralmente, o tubo de Thiele, a parafina líquida, a rosca, o suporte da bureta
e o termómetro.

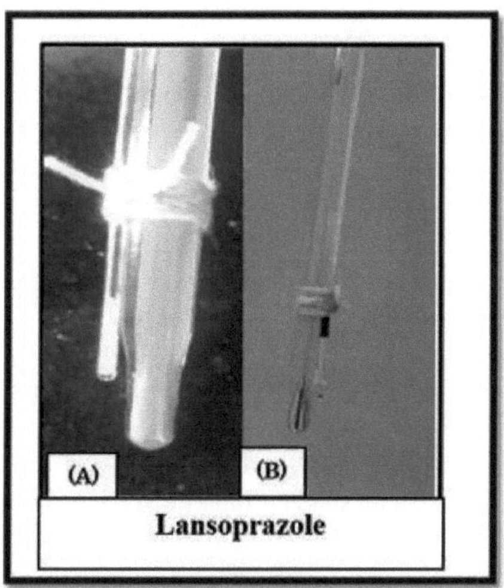

Fig. 18 - O ponto de fusão Observações do termómetro apresentado na figura

Análise UV da amostra de medicamento (API)

As moléculas com electrões ligantes e não ligantes (electrões n) podem absorver a energia da luz ultravioleta ou visível para excitar estes electrões para orbitais moleculares anti-ligantes mais elevadas. O comprimento de onda da luz que pode absorver depende da rapidez com que os electrões são excitados (menor diferença de energia entre o HOMO e o LUMO).

A determinação quantitativa de diferentes analitos ou amostras, tais como iões de metais de transição, compostos orgânicos altamente conjugados e macromoléculas biológicas, é regularmente efectuada utilizando a espetroscopia UV/Vis em química analítica. A análise espectroscópica é mais tipicamente efectuada em soluções, mas também pode ser feita em sólidos e gases.

Os compostos orgânicos absorvem a luz nas partes UV e visível do espetro eletromagnético, especialmente aqueles com um elevado grau de conjugação. Nestes testes, a água ou o etanol são frequentemente utilizados como solventes para os compostos solúveis em água e o etanol para os compostos solúveis em orgânicos. (Os solventes orgânicos podem absorver muita luz UV; nem todos os solventes são aceitáveis para a espetroscopia UV). Na maioria dos comprimentos de onda, o etanol absorve relativamente pouco). Os espectros de absorção de uma substância orgânica podem ser afectados pela polaridade do solvente e pelo pH. Quando o pH é aumentado para 13 ou a polaridade do solvente é reduzida, os máximos de absorção e o coeficiente de extinção molar da tirosina aumentam. As cores também são produzidas por complexos de transferência de carga, mas são frequentemente demasiado fortes para serem utilizadas numa avaliação quantitativa.

De acordo com a equação de Beer-Lambert, a absorvância de uma solução é proporcional à concentração da espécie absorvente na solução e ao comprimento do trajeto. A espetroscopia UV/Vis pode assim ser utilizada para determinar a concentração de absorvente numa solução para um comprimento de percurso específico. A taxa de variação da absorvância com a concentração deve ser conhecida. Esta pode ser estimada a partir de uma curva de calibração ou de referências (tabelas de coeficientes de extinção molar).

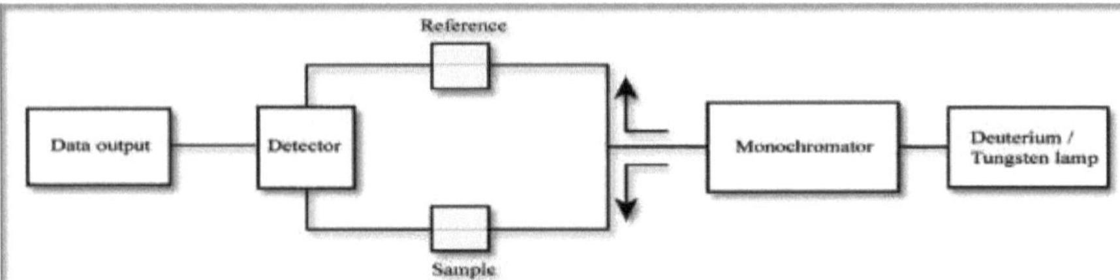

Fig. 19 - Representação esquemática do fluxo do instrumento de espetroscopia de UV.

O fluxo da análise espectroscópica UV de (API) Drug-

Para meios gástricos ácidos -

Preparação de uma solução de HCL 0,1N **(solvente) para o fluido gástrico**

Preparação da solução 1000 PPM (solução-mãe)

[100mg de fármaco (pequena quantidade de solvente solúvel bem dissolvido) + 100ml de solvente]

Preparação da solução 10 PPM

[1ml de amostra da solução a 1000ppm + 100 ml de solução-mãe]

Preparação da solução 1,2,4,6,8,10 OU 5,10,15,20,25 PPM

[1ml de amostra forma 10ppm de solução + 10ml de solvente = **1ppm de amostra**].

Observar a absorvância por espetroscopia UV com um comprimento de onda específico e traçar o gráfico

$$\mathbf{PPM} = \frac{\mathbf{Weight\ of\ solute}}{\mathbf{Weight\ of\ solution}} \times 10^6$$

Para os meios gástricos básicos

Preparação da solução-mãe (tampão fosfato 7,4)-

Pesar 8 g de **cloreto de sódio** e adicioná-lo à quantidade suficiente de água destilada

Em seguida, pesar **1,44 g de hidrogenofosfato dissódico** e **0,24 g de di-hidrogenofosfato de potássio**

Adicione-o à **solução de cloreto de sódio** preparada e pese **0,2 g de cloreto de potássio. Loride**

Em seguida, dissolver todas as amostras pesadas numa **quantidade suficiente de água destilada**

↓

Finalmente, manter a solução até **1000 ml com água destilada** e **Ajustar o pH, se necessário.**

↓

Seguir o outro procedimento de diluição de acordo com o procedimento para meios ácidos

↓

Observar a absorvância por espetroscopia UV com um comprimento de onda específico e traçar o gráfico

Manuseamento de instrumentos-

Espectrofotómetro UV modelo JASCO- V630.
Número de série- C-252161148 (Fabricado no Japão) **Proteção-** Classe- I.
Software- Spectra Manager

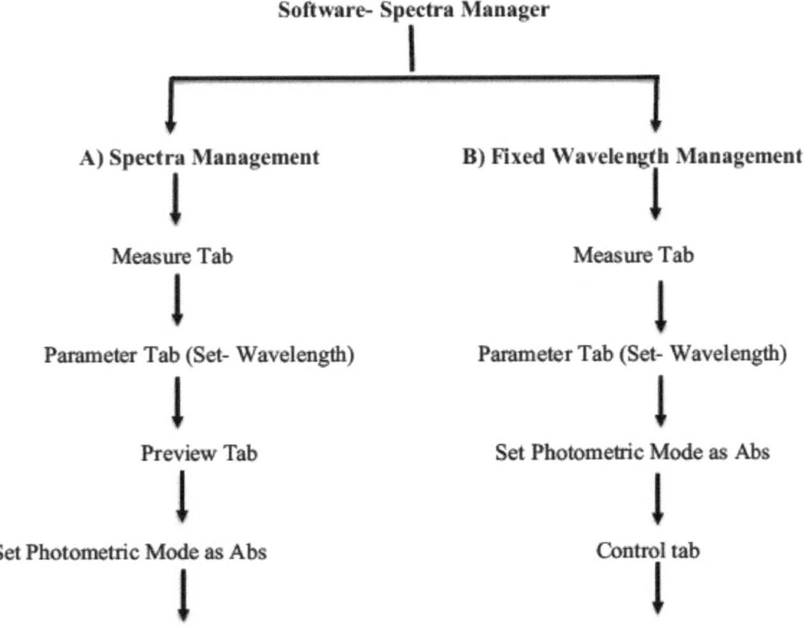

Software- Spectra Manager
A) Gestão de espectros B) Gestão de comprimentos de onda fixos
Separador Medida Separador Medida
Separador Parâmetros (Set- Wavelength) Separador Parâmetros (Set- Wavelength)
Separador Pré-visualização Definir o modo fotométrico como Abs
Definir o modo fotométrico como separador Controlo de Abs

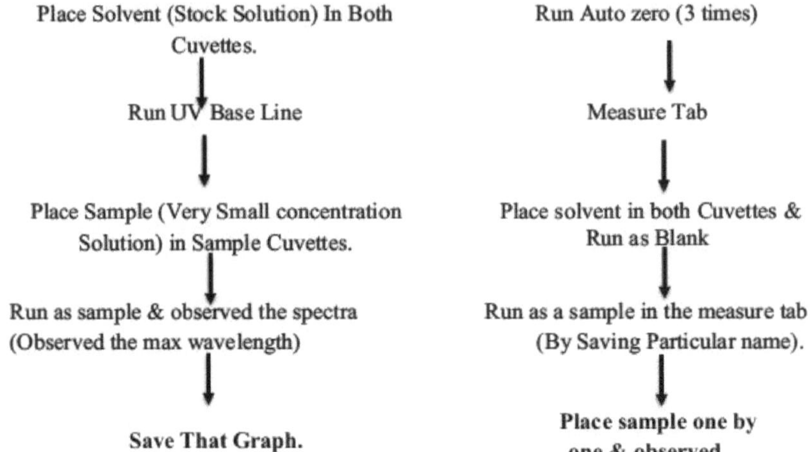

Colocar o solvente (solução-mãe) em ambos
Cuvetes.
Executar o zero automático (3 vezes)
Guia Executar medida de linha de base UV
Colocar a amostra (solução de concentração muito pequena) nas cuvetes de amostra.
Colocar o solvente em ambas as cuvetes e executar como branco
Executar como amostra e observar os espectros (Observar o comprimento de onda máximo)
Guardar esse gráfico.
Executar como uma amostra no separador Medida (Guardando nome particular).
Colocar a amostra uma a uma e observar.

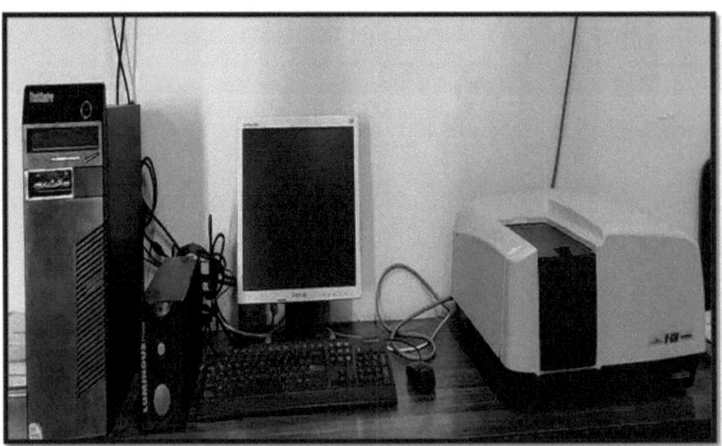

Fig. 20 - A imagem contém a espetroscopia UV utilizada na análise

A espetroscopia de infravermelhos com transformada de Fourier (FTIR) é uma técnica utilizada para obter um espetro de infravermelhos de absorção ou emissão de um sólido, líquido ou gás. Um espetrómetro FTIR recolhe simultaneamente dados espectrais de alta resolução numa vasta gama espetral. Isto confere uma vantagem significativa em relação a um espetrómetro dispersivo, que mede a intensidade numa gama estreita de comprimentos de onda de cada vez.

O objetivo das técnicas de espetroscopia de absorção (FTIR, espetroscopia ultravioleta-visível ("UV-vis"), etc.) é medir a quantidade de luz que uma amostra absorve em cada comprimento de onda. A forma mais direta de o fazer, a técnica de "espetroscopia dispersiva", consiste em fazer incidir um feixe de luz monocromática sobre uma amostra, medir a quantidade de luz absorvida e repetir a operação para cada comprimento de onda diferente. (É assim que funcionam alguns espectrómetros UV-vis, por exemplo).

A espetroscopia de transformada de Fourier é uma forma menos intuitiva de obter a mesma informação. Em vez de fazer incidir um feixe de luz monocromático (um feixe composto apenas por um único comprimento de onda) sobre a amostra, esta técnica faz incidir um feixe contendo muitas frequências de luz de uma só vez e mede a quantidade desse feixe que é absorvida pela amostra. De seguida, o feixe é modificado para conter uma combinação diferente de frequências, obtendo-se um segundo ponto de dados. Este processo é rapidamente repetido muitas vezes num curto espaço de tempo. Posteriormente, um computador pega em todos estes dados e trabalha no sentido inverso para inferir qual é a absorção em cada comprimento de onda.

Procedimento para a determinação do espetro FTIR:

O espetrómetro FTIR gera um gráfico sob a forma de espectros de absorção, que mostra as ligações químicas únicas e a estrutura molecular do material da amostra. Este espetro de absorção terá picos que representam os componentes presentes. Estes picos de absorção indicam grupos funcionais (por exemplo, alcanos, cetonas, cloretos ácidos). Diferentes tipos de ligações, e portanto diferentes grupos funcionais, absorvem radiação infravermelha de diferentes comprimentos de onda.

O estudo FTIR é importante para determinar a compatibilidade do medicamento com o polímero e outros excipientes.

A amostra de droga é pesada e colocada num suporte de amostras

Em seguida, ajustar a lente de ampliação e fixá-la na amostra. Depois, medir a linha do espetro em diferentes regiões do infravermelho.

Depois disso, o grupo funcional foi estudado e observou-se a região próxima e distante da amostra

Por fim, leia o gráfico e estude o alongamento e a vibração em diferentes gamas de IV.

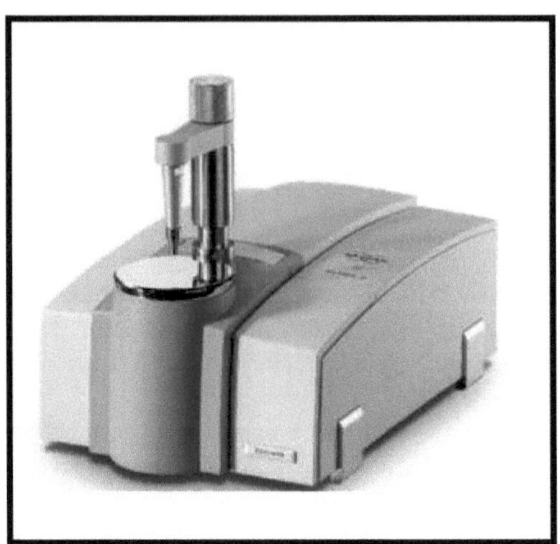

Fig. 21 - Utilização de instrumentos para IR

6 ESTUDO DE AVALIAÇÃO

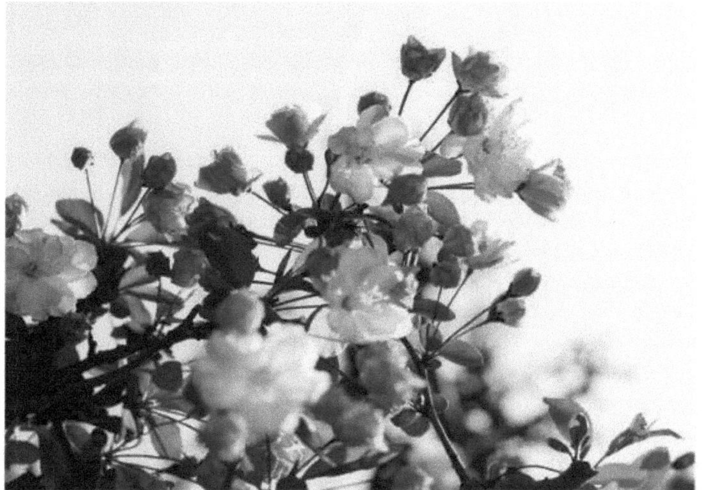

Nano partículas Estudo dos parâmetros

Análise do tamanho das partículas:

A análise granulométrica é utilizada para caraterizar a distribuição do tamanho das partículas numa determinada amostra. A análise granulométrica pode ser aplicada a materiais sólidos, suspensões, emulsões e até aerossóis. Existem muitos métodos diferentes utilizados para medir o tamanho das partículas.

O tamanho das partículas da nanosuspensão formulada foi medido utilizando o instrumento Malvern pelo método de difração laser.

Passos para a medição da dimensão das partículas por instrumento:

As suspensões líquidas (conter nanopartículas) podem ser medidas numa célula de recirculação

Permite também a utilização de agentes dispersantes (por exemplo, Calgon 0,1%, solução de hexametafosfato de sódio para
TiO_2) Surfactantes para determinar o tamanho das partículas primárias.

Este método é preferível para medir em suspensão líquida (aquosa ou orgânica)
Não se mede a totalidade da amostra colocando 1-2 gm ou ml de amostra no porta-amostras, devendo obter-se uma
amostra representativa.

Toda a amostra passa através do feixe de laser e obtém-se a difração de todas as

partículas

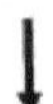

Este método é não-destrutivo e não-intrusivo. Assim, as amostras podem ser recuperadas se forem valiosas.

- É gerada diretamente uma distribuição de volume que é igual à distribuição de peso se a densidade for constante. Esta é a distribuição preferida pelos engenheiros químicos.
- O método é rápido, produzindo uma resposta em menos de um minuto. Isto significa um feedback rápido para as instalações operacionais e a repetição de análises é muito fácil.
- Técnica altamente repetível. Isto significa que os resultados são fiáveis e que o gestor da fábrica sabe que o seu produto mudou realmente e que o instrumento não está a "desviar-se".
- Alta resolução. Podem ser calculadas até 100 classes de tamanho dentro da gama do sistema no Mesmerizer Malvern.

2) Potencial zeta

A carga das partículas é um dos factores que determinam a estabilidade física das emulsões e suspensões. Quanto maior for a carga das partículas, maior será a repulsão eletrostática entre as partículas e maior será a estabilidade física. Normalmente, a carga das partículas é quantificada como o chamado potencial zeta, que é medido, por exemplo, através da mobilidade electroforética das partículas num campo elétrico. Em alternativa, a carga da partícula pode ser quantificada em carga superficial por unidade de superfície, determinada por titulação coloidal.

Em geral, as partículas possuem uma carga superficial, que ocorre devido à dissociação dos grupos funcionais da superfície, o chamado potencial de Nernst. Naturalmente, o grau de dissociação dos grupos funcionais depende do pH da suspensão, pelo que o potencial zeta depende do pH. Isto é importante para as nanosuspensões porque sofrem uma alteração do pH do meio ácido no estômago, aumentando para cerca de pH 7 no trato gastrointestinal (GIT). Por conseguinte, no estudo, foi importante determinar o efeito do pH no potencial zeta da ciclosporina.

O potencial zeta é determinado pela medição da velocidade electroforética das partículas num campo elétrico. Durante o movimento da partícula, a camada difusa é eliminada, pelo que a partícula obtém uma carga devido à perda dos contra-iões na camada difusa; este potencial no plano de cisalhamento é designado por potencial zeta.

Com o aumento da concentração do eletrólito, a carga superficial será compensada a uma distância menor da superfície da partícula, o que significa que o potencial cai mais rapidamente e a camada difusa é mais fina. Consequentemente, o potencial zeta medido diminui com o aumento da concentração do eletrólito, ao passo que diminui mais rapidamente com o aumento da valência dos contra-iões, o que significa passar do sódio para, por exemplo, o cálcio e o alumínio. Consequentemente, a estabilidade das suspensões é reduzida. Por isso, neste estudo, foi estudado o efeito causado pelos sais com o aumento da valência dos iões de carga positiva.

O potencial Zeta da formulação é medido pelo Zetasizer (HORIBA, SZ100, Japão)

Passos para a medição do potencial zeta pelo Zetasizer:

Foi recolhida uma amostra (1 ml) de suspensão (conter nanopartículas) e dispersa em água bidestilada

↓

Para evitar a aglomeração, a solução dispersa foi colocada durante 5 minutos no banho de ultra-sons

↓

Em seguida, a amostra foi recolhida na cuvete de vidro e colocada no suporte de amostras Finalmente, o potencial zeta foi medido utilizando um medidor zeta.

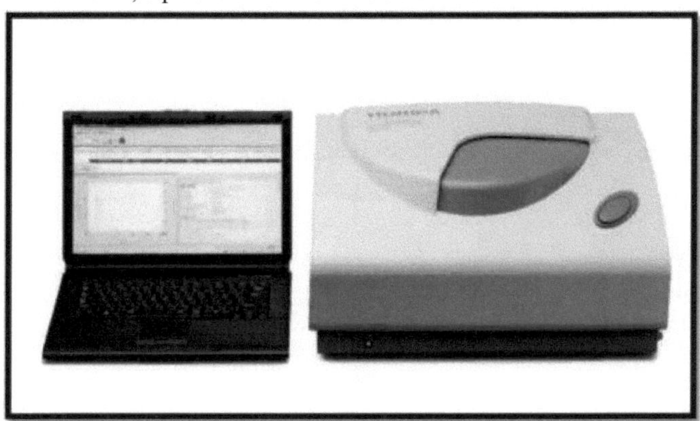

Fig. 22 - HORIBA Scientific SZ-100

Eficiência de aprisionamento de drogas (DEE):

- A DEE é a percentagem de fármaco incorporado no material polimérico (pérola) em comparação com a quantidade total de fármaco presente durante o processo de encapsulamento.
- A eficiência da incorporação ou a percentagem do conteúdo foi estimada como a diferença entre a quantidade inicial de fármaco e a quantidade livre ou não incorporada de fármaco no sobrenadante em relação à quantidade total incorporada na preparação do nanocarreador.
- A eficiência de aprisionamento do fármaco variou de **60% a 81%.** Tal como o tamanho das partículas, a % de EE também foi afetada pela relação fármaco/polímero e pelo tempo de agitação. Com o aumento da concentração do polímero, a viscosidade da fase orgânica aumenta, o que aumenta ainda mais a espessura das gotículas que saem da seringa
- Para os processos de centrifugação de medição de DEE utilizados, este processo é efectuado numa máquina centrífuga Bio Era.

Fórmula- % de eficiência de entalpia = (Carga do fármaco / Carga teórica do fármaco) x 100

Passos para a medição da DEE:

Foram retirados 5 ml da formulação da nano suspensão preparada (contém nanopartículas) e adicionados a
um tubo de ensaio

Em seguida, o tubo de ensaio é colocado numa máquina de centrifugação

A formulação foi centrifugada a 4000 RPM durante 20 minutos

Em seguida, o sobrenadante foi recolhido e filtrado

Em seguida, recolheu-se 1 ml do sobrenadante filtrado e diluiu-se com água até 10 ml

Por fim, mediu-se a absorvância de cada amostra no comprimento de onda de 246 nm

O pH da suspensão -

Colocar o elétrodo no tampão adequado para a amostra e iniciar a leitura.

Prima o botão de medição para iniciar a leitura do pH assim que o elétrodo for colocado no tampão.

Definir o pH uma segunda vez.

Quando a leitura estiver estabilizada, ajustar o medidor de pH para o valor do pH do tampão, premindo o botão de medição.

Mergulhe esse elétrodo na nossa amostra e meça o pH da nossa amostra.

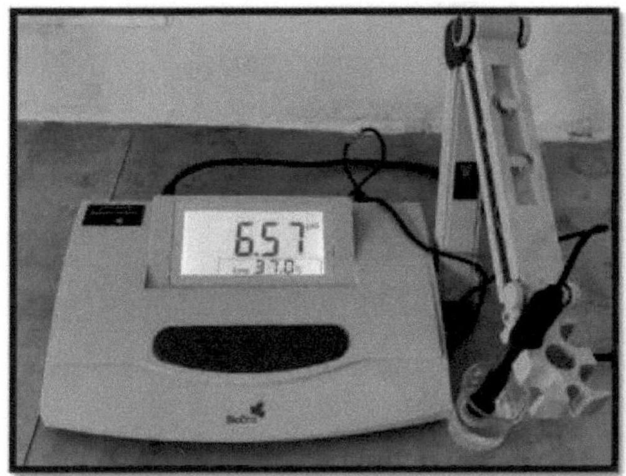

Fig. 23 - Imagem de um medidor de pH digital de alta sensibilidade

Estudo dos parâmetros de enchimento da pré-cápsula

O ângulo de repouso (0)

A força de atrito num pó ou grânulos soltos pode ser medida pelo ângulo de repouso. O ângulo de repouso é definido como o ângulo máximo possível entre a superfície de uma pilha de pó e o plano horizontal

Tan 0= H/r

Foram,

0= ângulo de repouso é a altura do cone, R= raio da base do cone

As diferentes gamas de capacidade de escoamento em termos de ângulo de repouso são apresentadas no quadro seguinte.

Quadro n.º 5 - Especificação do ângulo de repouso

O ângulo de repouso (Θ)	Fluxo
>25	**Excelente**
25-30	**Bom**
30-40	**Passável**
<40	**Muito pobre**

Método:

Encheu-se um funil até à borda e deixou-se a amostra de ensaio fluir suavemente através do orifício por gravidade.

O cone formado sobre uma folha de gráfico foi tomado para medir a área do cone, avaliando assim
a capacidade de escoamento dos grânulos

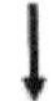

A altura da pilha também foi medida.

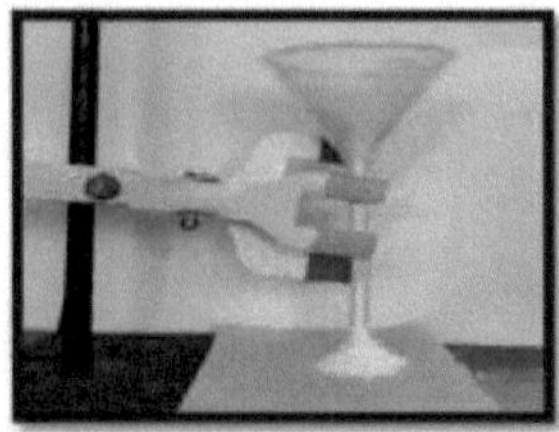

Fig. 24 - A imagem da montagem do ângulo de repouso.

Densidade a granel & Densidade da torneira -

A densidade aparente solta (LBD) e a densidade aparente com torneira (TBD) da forma de dosagem e das misturas de formas de dosagem foram determinadas utilizando um aparelho de densidade aparente. O fármaco puro foi passado através do peneiro #18 para quebrar os aglomerados, caso existissem. Colocaram-se 5 g do fármaco ou 25 g de polímeros numa proveta graduada de 100 ml, pesada com exatidão.

Observou-se o volume inicial. Bateu-se inicialmente 200 vezes na proveta a uma distância de 14 ± 2 mm. O volume batido foi medido com a unidade graduada mais próxima. Repetiu-se a batida mais 200 vezes. Mais uma vez, o volume batido foi medido com a unidade graduada mais próxima. Procedeu-se da mesma forma para as misturas de pós da forma de dosagem. O LBD e o TBD foram calculados em g por ml utilizando o seguinte.

Densidade a granel = peso do pó/volume da embalagem

Tab Densidade = peso do pó / volume da embalagem

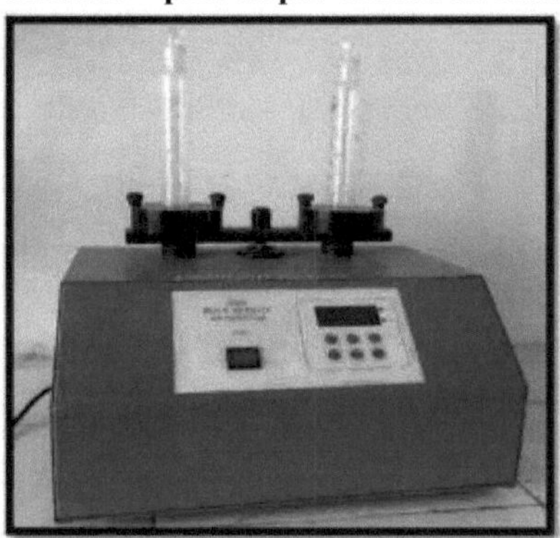

Fig. 25 - A montagem da densidade do volume e do separador

Razão de Hausner

O rácio de Hausner do pó foi determinado pela seguinte equação.

Rácio de Hausner = TBD/LBD

O rácio de Hausner mais baixo (<1,25) indica melhores propriedades de escoamento do que os rácios mais elevados (>1,25).

Estudo dos parâmetros de enchimento pós-cápsula

Variação de peso e uniformidade de conteúdo

O teste de controlo de qualidade estatístico da variação de peso é utilizado para confirmar a uniformidade da unidade de dosagem e, por conseguinte, também para apoiar a segurança, a identidade e a qualidade do produto. Na produção de alimentos e bebidas, a verificação do peso das embalagens fornece uma confirmação rápida de que as quantidades de enchimento cumprem os requisitos legais.

Quadro n.º 6 - O quadro contém o limite específico de variação de peso de acordo com vários regulamentos

Nº Sr.	IP/BP	USP	Limite
1	Mais de 80 mg ou menos de 250 mg	130mg a 324mg	± 7.5%
2	250 mg ou mais	Mais de 324 mg	± 5%

Procedimento

Pesar uma cápsula intacta.

Abrir a cápsula sem perder nenhuma parte do invólucro e retirar o conteúdo o mais completamente possível.

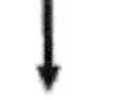

Pesar a casca.

O peso do conteúdo é a diferença entre as pesagens.

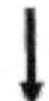

Repetir o procedimento com mais 19 cápsulas seleccionadas ao acaso.

Determinar o peso médio.

Estudo de desintegração

A decomposição completa é definida como um estado em que nenhum resíduo, à exceção de fragmentos do invólucro do comprimido ou do invólucro não dissolvido, permanece no ecrã do aparelho de ensaio ou adere à superfície inferior da cápsula, se for utilizado o disco; se ainda houver outro resíduo, trata-se de uma massa mole sem núcleo.

O tempo médio de desintegração das cápsulas contendo celulose microcristalina ou fosfato dicálcico di-hidratado foi de 37 min e 44 min, respetivamente. As cápsulas que contêm amido de milho ou carboximetilcelulose de sódio desintegram-se muito lentamente e aderem firmemente à mucosa gástrica. No projeto, temos de fazer o teste de desintegração em dois meios gástricos diferentes, ou seja, meios ácidos e básicos.

Procedimento-

Preparar 1000 ml de líquido gástrico

Para solução ácida (HCl 0,1N)

8,5 ml de HCL concentrado + 1000 ml de água destilada

Para a solução básica (solução tampão de pH 7,4)

8 g de cloreto de sódio - adicionar a uma quantidade suficiente de água destilada

1,44 g de hidrogenofosfato dissódico + 0,24 g de di-hidrogenofosfato de potássio + 0,2 g de cloreto de potássio Adicionar à solução de cloreto de sódio preparada.

Finalmente, manter a solução até 1000 ml com água destilada e ajustar o pH, se Necessário

Colocar as duas soluções no balão de desintegração
Deixar manter a temperatura (temperatura corporal)

Colocar a cápsula no tubo de ensaio do aparelho de desintegração, ligar o aparelho e observar o tempo de desintegração.

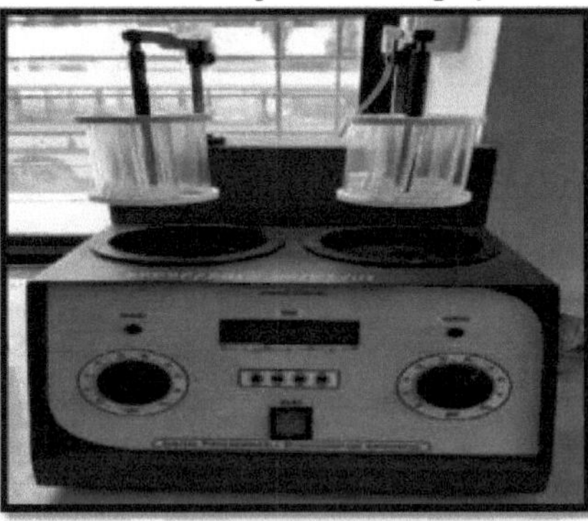

Fig. 26 - O aparelho de desintegração utilizado para a avaliação

Teor de fármaco - Foram pesadas e esvaziadas 5 cápsulas para obter um pó equivalente a 150 mg de lansoprazol, que foi dissolvido numa quantidade adequada de tampão. A solução foi filtrada e devidamente diluída e o teor de fármaco foi registado por um espetrómetro UV a nm específico, utilizando o pH específico do fluido gástrico. Esta experiência foi efectuada em triplicado para cada lote e a média foi calculada.

Estudo in vitro-

O processo através do qual uma cápsula se dissolve numa solução é conhecido como dissolução. É um procedimento sistemático para determinar a taxa a que um medicamento é libertado de uma forma de dosagem. A dissolução é útil para determinar ou avaliar a biodisponibilidade. É também útil para garantir a qualidade do produto. A dissolução de um medicamento é uma técnica importante de Controlo de Qualidade que está ligada ao desempenho do produto.

Aparelhos	Aparelho USP II (pá)
Médio	Tampão fosfato pH 7,4
Velocidade	50 RPM
Temperatura	37^0 C ± 0,5 C°
Volume médio	900mL
Pontos de tempo	De 30 em 30 minutos até 6 horas

Procedimento -

Preparação da solução de fluido gástrico

Encher 752 ml de fluido gástrico ácido, isto é, HCL 0,1 N, durante 2 horas. Depois disso, adicionar 250 ml de fluido gástrico básico

Fluido, ou seja, solução tampão de fosfato de sódio tribásico 0,20 M (pH 6,8) colocado em cada recipiente

Colocar as cápsulas de cada formulação em recipientes específicos a partir da fase inicial

Num determinado intervalo de tempo, a amostragem tem lugar

Mais uma vez, o enchimento do volume de amostragem em cada recipiente

Fazer uma diluição e medir a absorvância num comprimento de onda específico

Com a ajuda do declive da cura de calibração da amostra de fármaco , descobre-se a concentração de fármaco

, a percentagem de libertação cumulativa de fármaco e a percentagem de libertação de fármaco num determinado intervalo de tempo

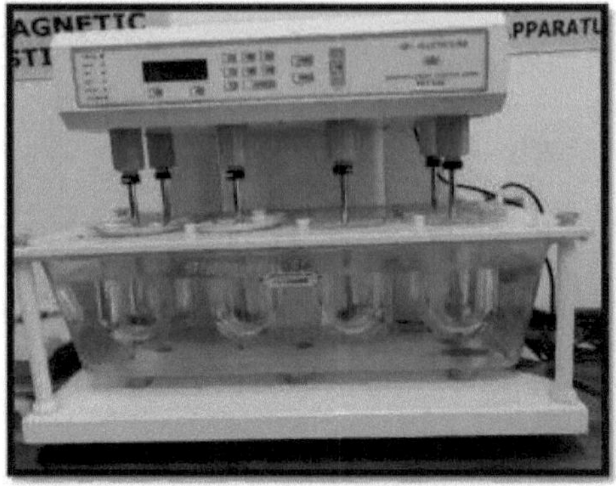

Fig. 27 - O aparelho de dissolução USP II

Estudo in vivo (estudo em animais)

Aprovação e registo para estudos em animais

Quadro n.º 7 - Aprovação e registo do estudo em animais

Approval & Registration	Number
CPCSEA Approval	SPCOP/2021-22/285
College registration number for CPCSEA	1197/PO/C/08/CPCSEA

Procedimento-

Etapa I

Com a autorização do Comité CPCSEA (Committee for the Purpose of Control and Supervision of Experiments on Animals), foram recolhidos ratos wister machos.

Etapa II-

O número de animais foi colocado em quarentena e estabilizado durante 5 dias, para depois começar a estudar.

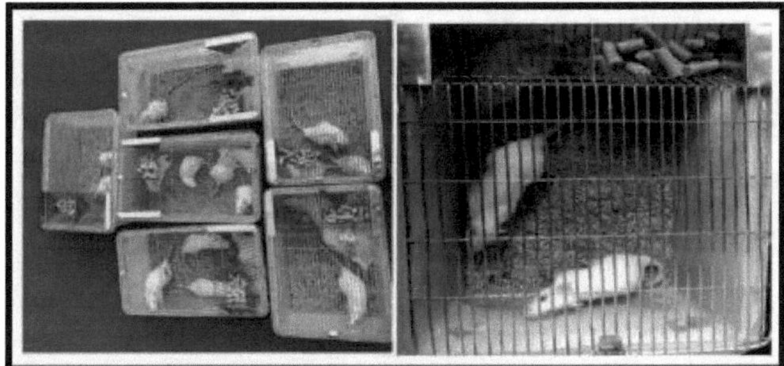

Fig. 28 - As imagens do animal de

Etapa III-

Induziu a úlcera péptica nos ratos com a ajuda de 5ml/kg de etanol durante 3-4 dias com jejum noturno.

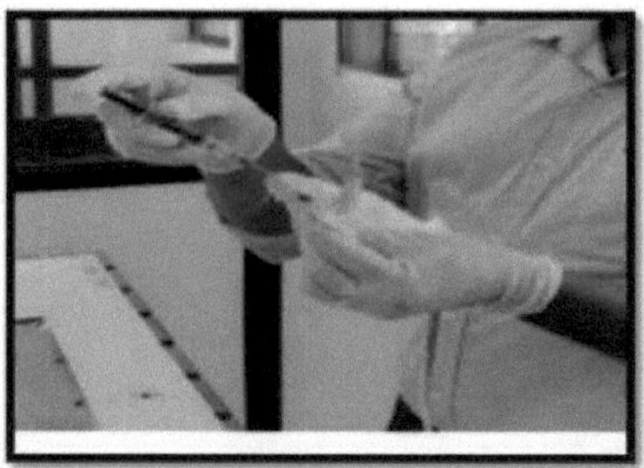

Fig. 29 - A imagem no momento da dosagem

Etapa IV-

Quadro n.º 8 - Dividir o animal em diferentes grupos, como se indica a seguir.

Grupos	Grupos de dose	Rota	Duração (em dias)	N.º de animais
Gl	Controlo com etanol (água destilada)	Oralmente		6
G2	Controlo com etanol (solução salina normal)	Oralmente		6
G3	Etanol + Formulação comercializada (lanzole30®' 30mg/kg)	Oralmente	7	6
G4	Etanol + formulação de nanopartículas (lansoprazol, 30mg/kg)	Oralmente		6

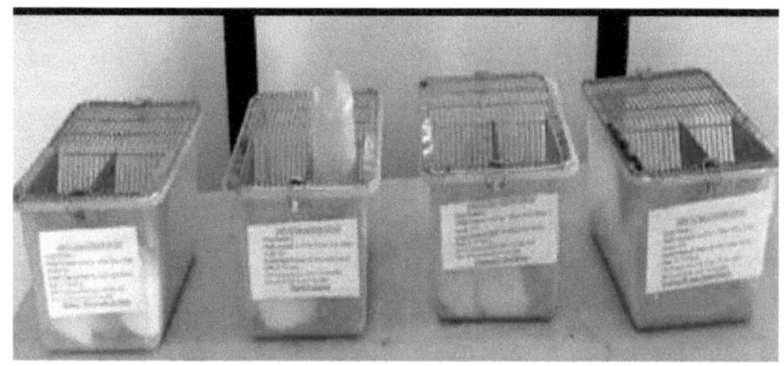

Fig. 30 - Divide o animal de acordo com os grupos

Etapa V-

O tratamento foi iniciado com uma dose de 7 dias, por via oral, uma vez por dia (30mg/kg)

Após o último dia de dosagem, todos os ratos foram submetidos a um jejum de 24 horas

Escarificação de todos os ratos e isolamento do estômago

enviou a parte do estômago isolada para o laboratório de histopatologia com a parte armazenada a 5%

Solução de formalina para exame de úlceras

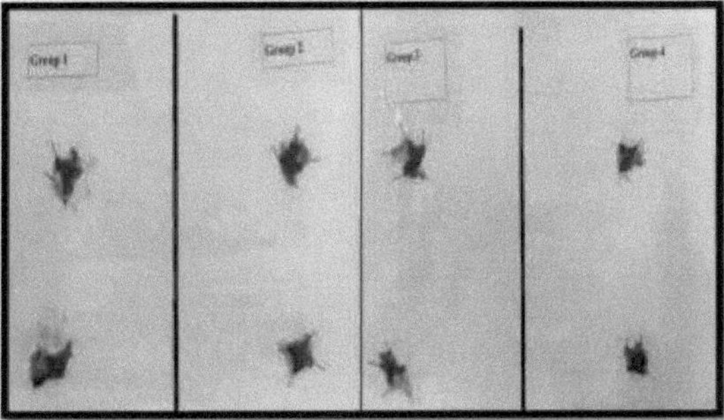

Fig. 31 - A parte isolada do estômago de ratos ulcerosos

7 RESULTADO E DISCUSSÃO-

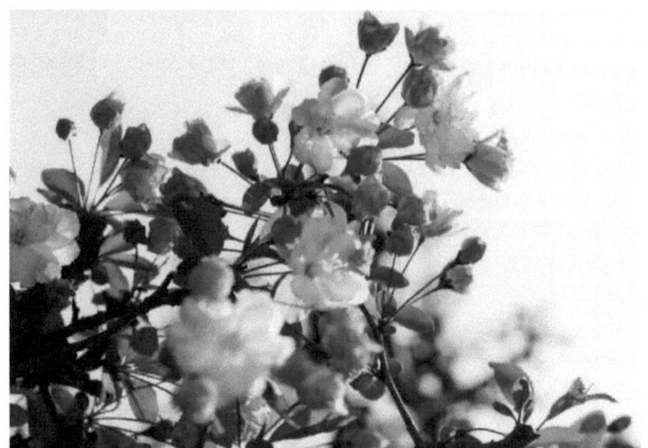

Pré-formulações

Solubilidade-

Quadro n.º 9 - O quadro contém a solubilidade do IFA com a absorvância

N.º Sr.	Solvente	Absorvância
1	Acetato de etilo	0.0021
2	Clorofórmio	0.0147
3	Metanol	0.0131
4	Sulfóxido de dimetilo	0.0161
5	Cloreto de metilo	0.0156
6	**Etanol**	**0.0217**
7	Água	0.0015

Gráfico nº 1 - Gráfico de Solubilidade do fármaco API -Lansoprazol.

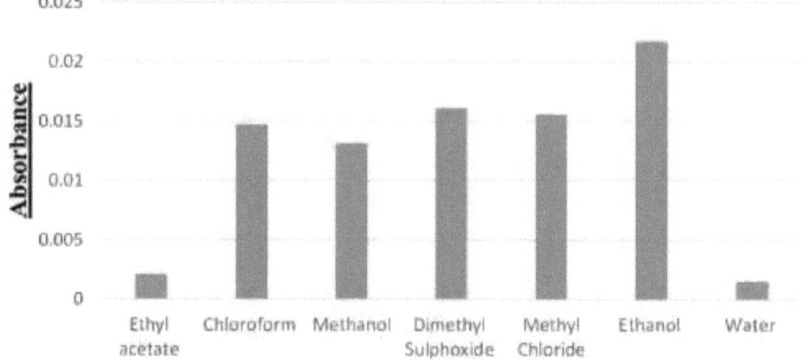

Solventes

De acordo com o estudo de caraterização da solubilidade, o API (fármaco) tem a absorvância mais elevada no **solvente etanol**, de acordo com os estudos de solubilidade, pelo que escolhemos o etanol como solvente orgânico para as formulações.

Ponto de fusão-

Tabela nº 10 - A tabela contém a observação do ponto de fusão.

Sr. não	Amostra de API	Referência MP C	MP observado C°	MP final C
1	Lansoprazol	166	166	166-167
2			168	
3			166	

O ponto de fusão do **Lansoprazol** é **166-167°** C observado.

Análise UV de amostras de medicamentos (API)

Para meios gástricos ácidos

Tabela n.º 11 - A tabela contém a absorvância de amostras específicas para meios ácidos (lambda max 298).

N.º Sr.	Solução PPM	Absorvância
1	2 ppm	0.0915
2	4 ppm	0.1404
3	6 ppm	0.1905
4	8 ppm	0.2414
5	10 ppm	0.2936

Gráfico nº 2 - O gráfico contém a análise UV do Lansoprazol para meios ácidos.

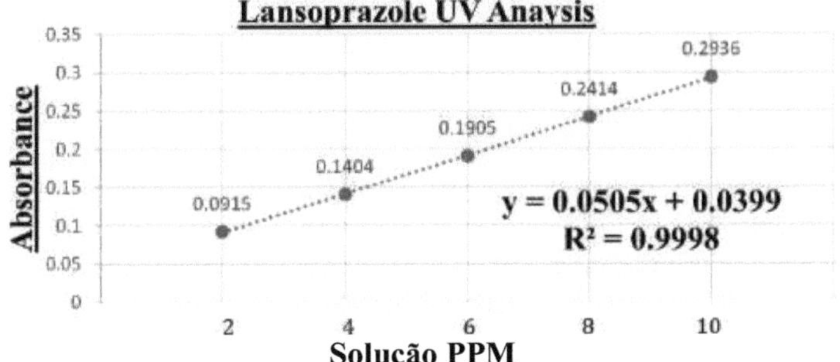

Para meios gástricos básicos

Tabela n.º 12 - A tabela contém a absorvância de amostras específicas para meios básicos.

Sr. No	PPM Solution	Lansoprazole
1	2 ppm	0.2081
2	4 ppm	0.4154
3	6 ppm	0.6181
4	8 ppm	0.8082
5	10 ppm	1.0083

Gráfico nº 3 - O gráfico contém a análise UV do lansoprazol para meios básicos.

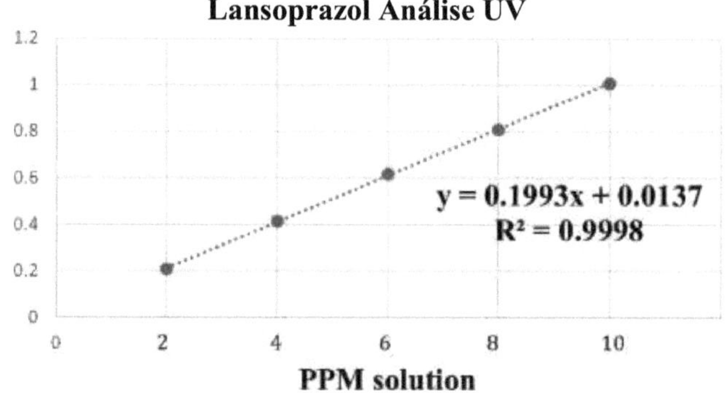

O comprimento de onda máximo (λ max) do IFA (Fármaco) por análise espetral é (Lansoprazol) **298 nm.**

O valor de regressão do IFA (fármaco) é o seguinte para diferentes meios

1] O valor da regressão do fármaco lansoprazol (ácido) é **R^2 =0,9998**

2] O valor da regressão do fármaco lansoprazol (Basic) é **R^2 =0,9998**

Estudo FTIR (Estudo dos excipientes do medicamento)-

<u>Lansoprazol-</u>

Gráfico n.º 4 - O gráfico contém o estudo FTIR da amostra do medicamento lansoprazol (API)

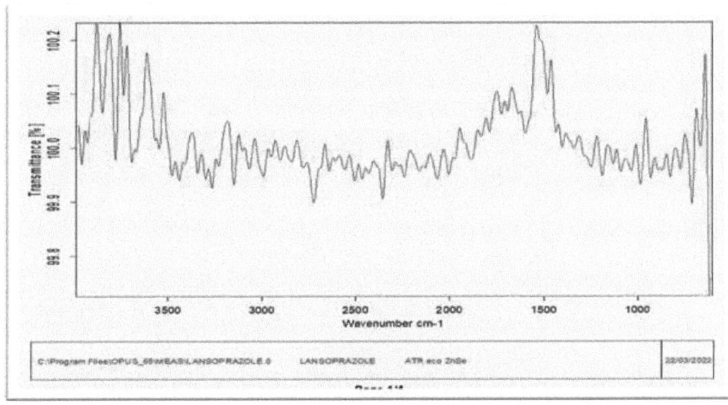

Gráfico n.º 5 - O gráfico contém lansoprazol com amostra de goma xantana Estudo FTIR

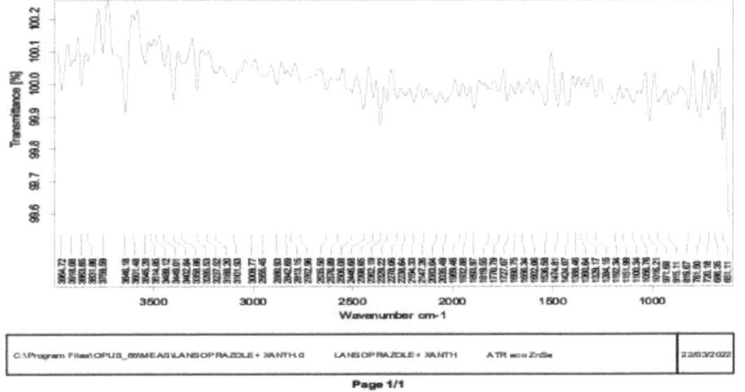

Gráfico nº 6 - O gráfico contém Lansoprazol com quitosano Estudo FTIR da amostra

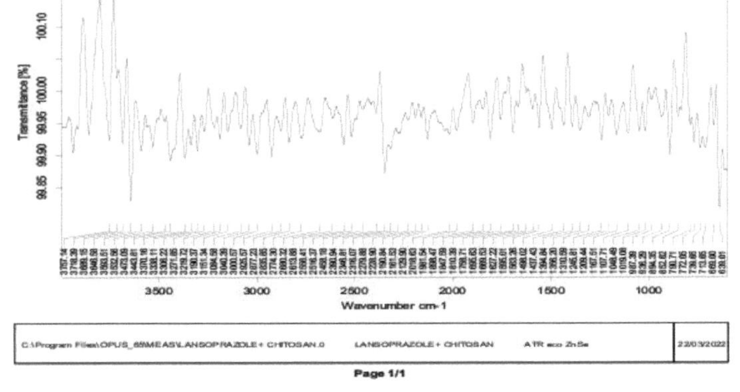

Gráfico n.º 7 - O gráfico contém lansoprazol com base de cápsula Estudo FTIR

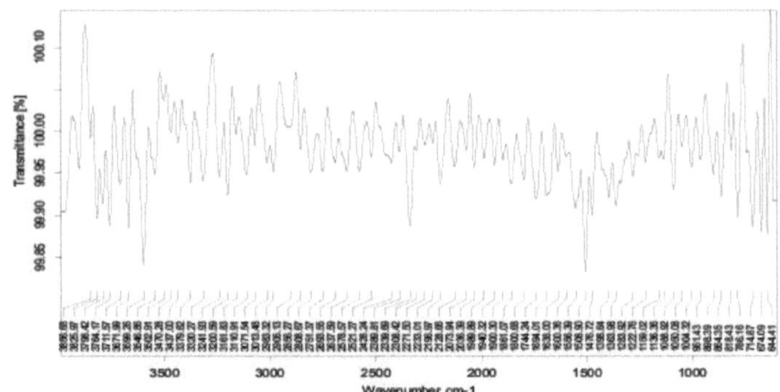

Gráfico n.º 8 - O gráfico contém lansoprazol com base de metilcelulose Estudo FTIR da amostra

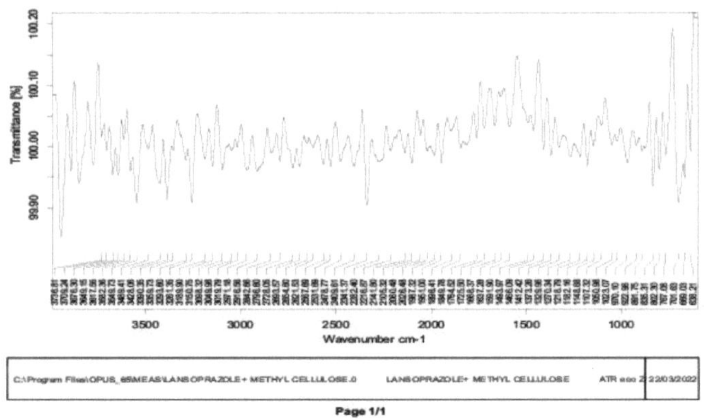

Gráfico n.º 9 - O gráfico contém lansoprazol com base de etilcelulose Estudo FTIR da amostra

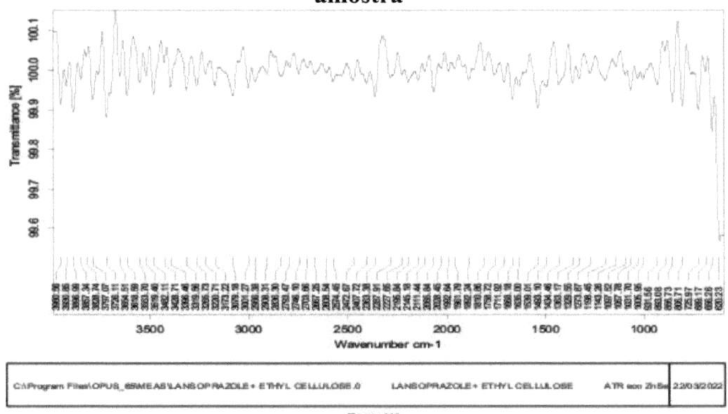

Gráfico n.º 10 - O gráfico contém lansoprazol com estudo FTIR sobreposto

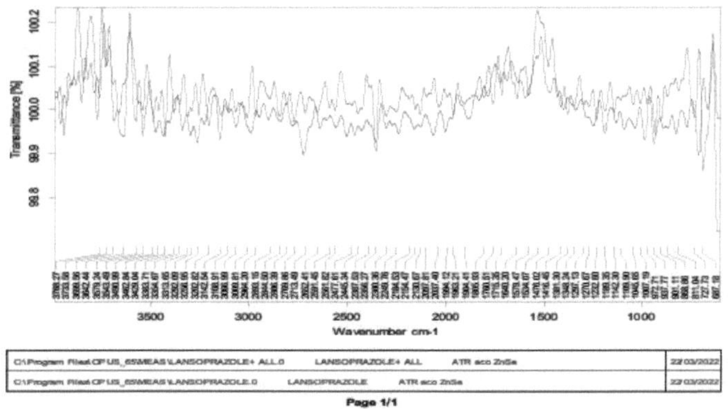

Tabela n.º 13 - Registos de interpretação das amostras do medicamento (IFA) e dos excipientes

Sr Não	Amostras	Alongamento (cm)⁻¹			
		S=O	C-N	C-H	N-H
1	Lansoprazol	1016.21	1284.15	2762.96	3188.20
2	Lansoprazol + Goma xantana	1016.21	1284.15	2880.93	3285.53
3	Lansoprazol + quitosano	1167.51	1245.81	2836.86	3306.22
4	Lansoprazol + base de cápsulas	1088.92	1222.76	2808.67	3320.27
5	Lansoprazol + Metilcelulose	1182.16	1373.26	2796.60	3390.35
6	Lansoprazol + etilcelulose	1067.78	1273.87	2746.10	3396.46

Por conseguinte, de acordo com a observação e a interpretação de todos os gráficos do fármaco e do excipiente, o gráfico do fármaco Lansoprazol é compatível com a tabela mencionada, sendo que o gráfico do fármaco Lansoprazol apresenta 1016,21 cm^{-1} do grupo funcional S=O, 1016,21 cm^{-1} , 1167,51 cm^{-1} , 1088,92 cm^{-1} etc., enquanto a seleção de outro grupo funcional é tão compatível como o medicamento Lansoprazol. Por isso, concluímos que o medicamento é compatível com todos os excipientes mencionados e com a formulação

Avaliação de nanopartículas

Tamanho das partículas

Tabela nº 14 - A tabela contém a análise do tamanho das partículas das diferentes formulações

Sr. não	Formulações	Tamanho das partículas (nm)	Tamanho das partículas (nm)	Tamanho das partículas (nm)	Média (nm)
1	F1	84.12	94.28	108.08	95.49
2	F2	78.04	78.06	78.04	78.04
3	F3	102.22	112.06	105.56	106.62
4	F4	88.25	89.50	92.42	90.06

5	F5	109.82	102.02	98.13	103.32
6	F6	72.03	88.06	78.04	79.46

Gráfico nº 11 - O gráfico contém a análise do tamanho das partículas das diferentes formulações e a sua apresentação gráfica.

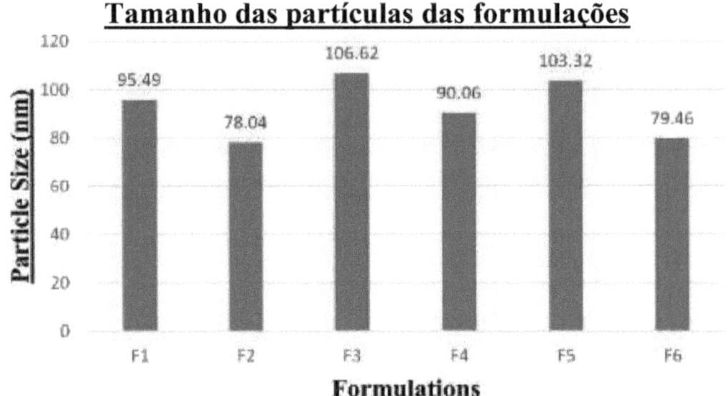

De acordo com a tabela de observação e a apresentação gráfica, podemos ver que a formulação número F2 é uma partícula muito menor, ou seja, 78,04 nm, e a formulação número F3 tem partículas de tamanho muito maior, ou seja, 106,62 nm. Estudámos que o tamanho das partículas inferior a 100 nm tem uma capacidade de penetração ideal da camada/barreira GI

Potencial Zeta-

Gráfico nº 12 - O gráfico menciona que o potencial zeta ideal da formulação

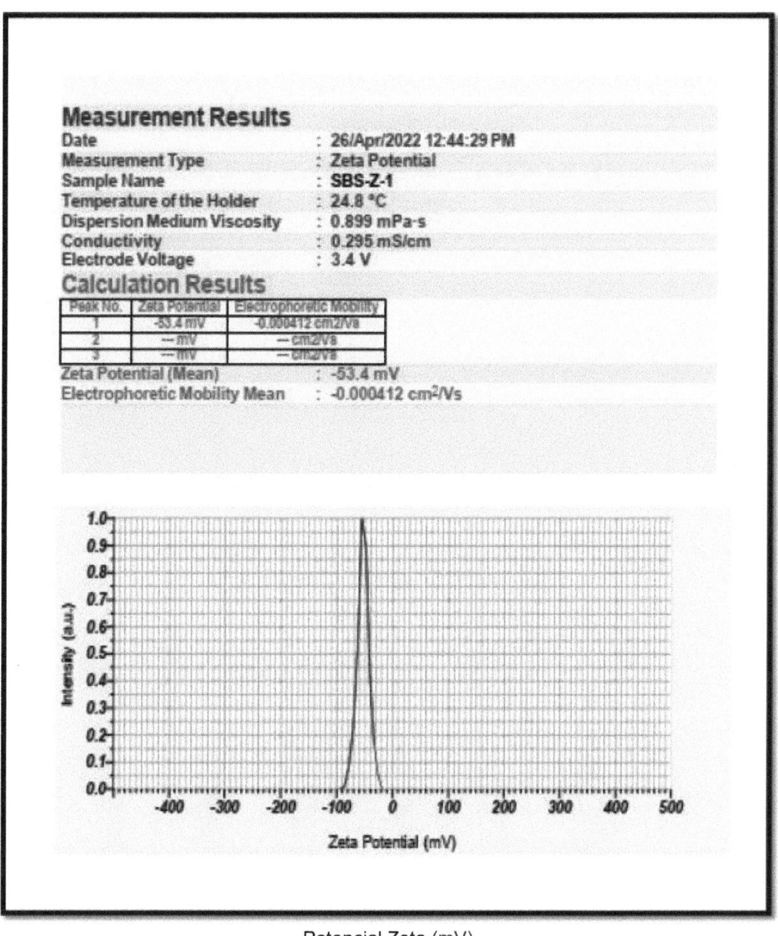

Potencial Zeta (mV)

O potencial zeta é medido pelo medidor zeta e descobre-se que **-54.3mv** é aceitável porque, de acordo com a norma, o potencial zeta superior a +30 mv ou inferior a -30mv mostra que o sistema de suspensão coloidal estável impede a agregação de nanopartículas.

Aspeto físico e determinação do pH da Suspensão-

Tabela nº 15 - Aspeto físico da suspensão de nanopartículas

Formulações	Aparência	pH
F-1	Branco leitoso	7.4
F-2	Branco leitoso	7.0
F-3	Branco leitoso	6.8
F-4	Branco leitoso	7.8
F-5	Branco leitoso	7.2
F-6	Branco leitoso	7.0

Com a ajuda de um medidor de pH digital, determinou-se o pH, tendo-se observado que a formulação máxima se situa no intervalo de pH necessário para a absorção adequada das formações no trajeto gastrointestinal, ou seja, 6,1-7,4 de pH básico, mas apenas a formulação F4 tem o pH mais elevado (7,8), não sendo esta formulação compatível para a absorção, em comparação com as outras.

Eficiência do encapsulamento

Tabela nº 16 - Eficiência de encapsulamento de várias formulações

S. No	Formulations	Entrapment efficiency%
1	F-1	95.08
2	F-2	97.93
3	F-3	92.01
4	F-4	95.70
5	F-5	92.85
6	F-6	90.18

Gráfico n.º 13 - Eficácia de envolvimento de várias formulações em forma gráfica

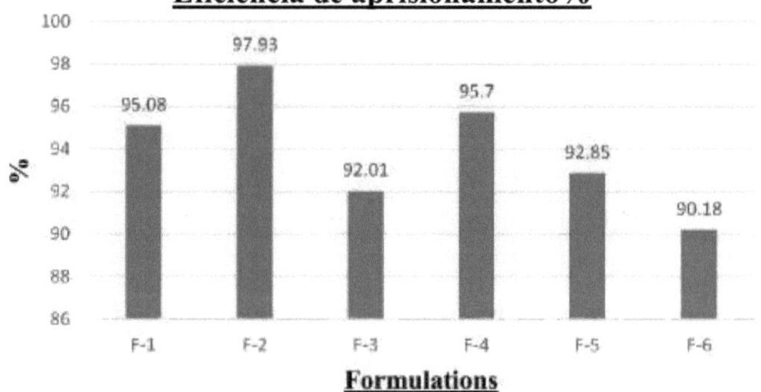

A eficiência de aprisionamento foi realizada com a ajuda de um instrumento de certificação e espetroscopia UV, em que se vê que a formulação número F2 tem a maior eficiência de aprisionamento (97,93), que é muito eficaz em várias partes e condições de tratamento de úlceras, enquanto a formulação número F6 tem muito menos esta formulação não é eficaz como exigido.

Estudo dos parâmetros de enchimento da pré-cápsula

Tabela n.º 17 - Estudo de todos os parâmetros de enchimento da pré-cápsula na tabela

Sr. No	Angle of repose Degree (°)	Bulk Density (mg/ml)	Tap Density (mg/ml)	Hausner's Ratio
F1	29.74	0.511	0.625	1.250
F2	27.75	0.4761	0.5264	0.9045
F3	27.83	0.4673	0.5883	0.7944
F4	33.66	0.4902	0.5435	0.9019
F5	31.21	0.4814	0.6994	0.6883
F6	32.82	s0.4579	0.4909	0.9327

De acordo com a observação do estudo dos parâmetros de enchimento das cápsulas, conclui-se que todas as formulações foram aprovadas em todos os testes de enchimento de cápsulas. Todas as formulações têm boa capacidade de fluxo, capacidade de enchimento e capacidade de embalagem.

Estudo dos parâmetros de enchimento pós-cápsula

Variação de peso

Tabela nº 18 - Variação de peso de várias formulações

N.º Sr.	Cápsula	Peso das cápsulas (mg)					
		F1	F2	F3	F4	F5	F6
1	C1	250	249	250	249	249	250
2	C2	249	250	250	250	250	250
3	C3	250	250	250	250	250	250
4	C4	250	250	250	249	250	250
5	C5	249	250	251	249	250	250
6	C6	247	250	250	250	248	250
7	C7	250	250	250	252	249	250
8	C8	247	250	250	250	253	250
9	C9	247	250	250	249	250	251
10	C10	249	250	250	247	250	250

11	**C11**	252	250	252	250	250	251
12	**C12**	249	251	249	250	250	250
13	**C13**	249	250	248	250	248	251
14	**C14**	250	250	250	250	250	249
15	**C15**	249	250	250	250	250	249
16	**C16**	250	250	250	250	253	249
17	**C17**	250	250	249	249	246	249
18	**C18**	251	250	247	249	250	247
19	**C19**	250	247	247	247	246	247
20	**C20**	251	251	250	250	250	250
Peso total		**4989**	**4998**	**4993**	**4990**	**4992**	**4993**
Peso médio		**249.45**	**249.9**	**249.65**	**249.5**	**249.6**	**249.65**
Limite superior		**252**	**251**	**252**	**252**	**253**	**251**
Limite inferior		**247**	**247**	**247**	**247**	**246**	**247**
% de variação		**2.004**	**1.6**	**2.002**	**2.004**	**2.804**	**1.602**

Ao descobrir o peso médio, o peso total, o limite superior e inferior da cápsula, a determinação da variação de peso de todos os lotes foi efectuada de acordo com as especificações, sendo aceitável uma **variação de peso de 5%**. De acordo com esse ponto de vista, todas as formações passam neste teste, mas de todas as formulações a formulação número F2 tem uma variação muito baixa **(1,6%)** e a formulação número F5 tem uma variação elevada **(2,80%)**

Tabela nº 19 - Tempo de desintegração de várias formulações em meio básico

Sr. NÃO	Cápsula	Tempo de desintegração das cápsulas (min) para meios gástricos ácidos - estômago			
		C1	C2	C3	Média
1	**F1**	10.45	7.25	8.38	8.693
2	**F2**	6.10	6.58	7.01	6.563
3	**F3**	11.15	15.59	6.10	10.95
4	**F4**	16.0	6.10	17.25	13.16
5	**F5**	14.26	13.33	6.10	11.23
6	**F6**	8.58	6.10	10.12	8.27

Tabela nº 20 - Tempo de desintegração de várias formulações em meio básico

Sr. No	Capsule	Time of Disintegration of Capsules (min) for Basic Gastric Media- Intestine			
		C1	C2	C3	Mean
1	F1	13.42	12.44	13.48	13.12
2	F2	16.23	16.02	16.15	16.34
3	F3	16.52	13.35	15.42	15.12
4	F4	17.02	6.10	9.07	10.73
5	F5	14.08	12.27	10.34	12.23
6	F6	19.28	12.20	14.51	15.34

Gráfico nº 14 - Representação gráfica do tempo de desintegração da formulação em dois meios diferentes

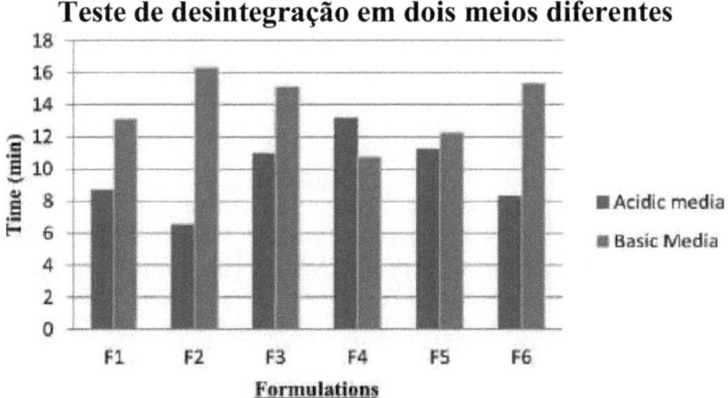

A determinação do tempo de desintegração ocorre de acordo com o método padrão e o instrumento ocorre porque, devido à cápsula de libertação prolongada, o método é seguido por dois meios diferentes, ou seja, meios ácidos e meios básicos que formam o estômago e o intestino, respetivamente, de acordo com a observação, a cápsula desintegra-se em meios ácidos em curto prazo e em meios básicos em longo prazo

Conteúdo do medicamento-

Tabela nº 21 - Teor de fármaco na formulação em percentagem

Sr no	Formulations	Drug Content (%)
1	F1	92.83
2	F2	98.84
3	F3	95.45
4	F4	93.56
5	F5	94.63
6	F6	97.88

Gráfico nº 15 - Percentagem de fármaco na formulação

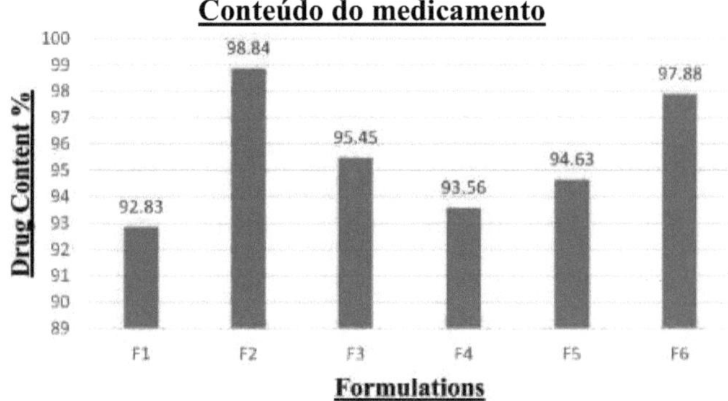

Seguindo o procedimento operacional padrão do conteúdo do fármaco, descobrimos que todos concluíram que a formulação número F2 tem o maior conteúdo de fármaco **(98,84%)** e a formulação número F1 tem muito baixo **(92,83%).**

Estudo in vitro

Tabela n.º 22- Contém a percentagem de libertação do medicamento em vários intervalos de tempo

Tempo	Tempo (Min)	F1	F2	F3	F4	F5	F6
Ácido Mesdia	30	0.07129	3.47523	2.24554	1.65149	9.56436	1.18812
	60	1.27723	7.06929	4.71683	3.52871	22.099	3.56436
	90	2.6495	10.901	7.18812	5.40594	23.9762	4.42574
	120	4.14059	15.0653	10.4851	8.10891	25.8772	5.91089
Básico	150	5.67327	19.4138	13.901	10.2594	28.0277	7.54455
	180	7.26535	24.0356	17.9287	13.099	30.8673	9.33267
	210	9.11287	29.1921	22.1584	15.9624	33.6653	12.1307
	240	28.598	42.1426	26.804	46.9129	36.5228	14.9881

Media	270	31.1644	63.8851	31.5683	79.3485	39.4634	17.9287
	300	57.4218	92.697	82.1822	82.8238	42.4396	20.905
	330	84.2139	95.3703	87.4218	86.299	72.8554	51.3208
	360	86.2636	98.452	88.4254	86.584	75.954	65.2267

Gráfico n.º 16 - Contém a percentagem de libertação do fármaco em vários intervalos de tempo sob a forma de gráfico

Percentagem de libertação do fármaco

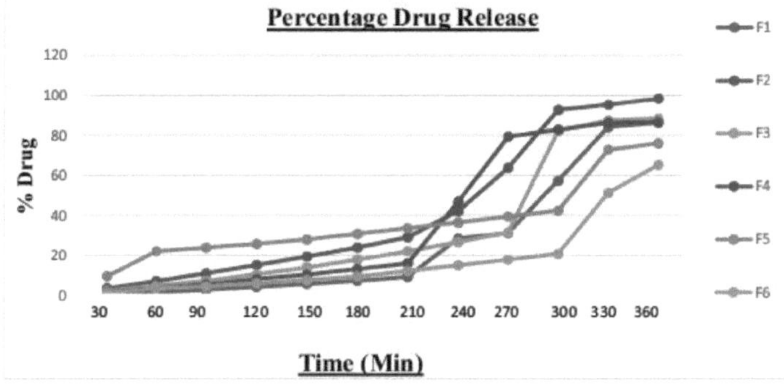

O estudo *in-vitro* (estudo de dissolução/estudo de libertação do fármaco) foi realizado durante 6 horas com um aparelho USP II, ou seja, um aparelho do tipo pá utilizado à temperatura normal do corpo. No final do estudo, verificou-se que a formulação número F2 tem um aumento constante e a capacidade de libertação de fármaco mais elevada (98,452%) e a formulação número F6 tem uma capacidade de libertação de fármaco muito reduzida (65,2267%)

Estudo comparativo

Tabela no 23 - O estudo comparativo *in vitro* da formulação comercializada e optimizada (% de libertação do fármaco)

Tempo (Min)	Formulação comercializada Libertação do fármaco (%)	Optimiza a formulação Libertação do fármaco (%)
30	1.028	3.476
60	3.448	7.069
90	6.612	10.901
120	9.951	15.066
150	13.662	19.414
180	19.095	24.036
210	24.628	29.193
240	31.773	42.143
270	39.525	63.886

300	63.329	92.698
330	80.671	95.371
360	95.029	98.452

Gráfico no 17 - Estudo comparativo *in vitro* da formulação comercializada e da formulação optimizada

O Estudo Comparativo In-Vitro da Formulação Comercializada e Optimizada

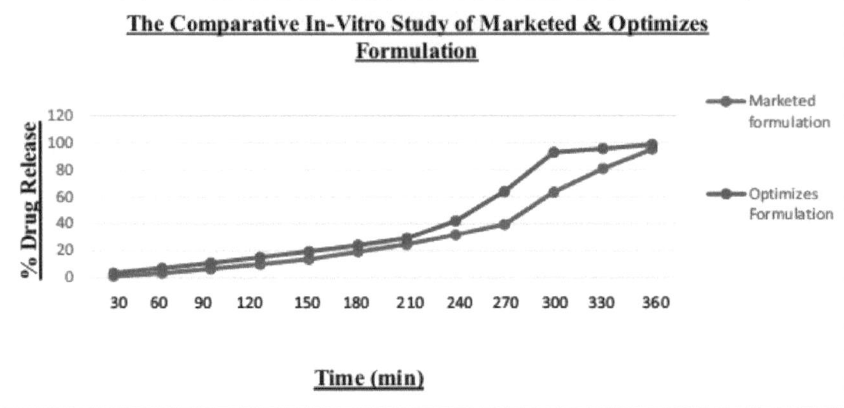

Tempo (min)

O estudo comparativo *in-vitro* da formulação comercializada e do lote optimizado (estudo de dissolução/estudo de libertação de fármaco) foi realizado durante 6 horas com o aparelho USP II, ou seja, o tipo de aparelho de pás utilizado, em que este teste foi realizado à temperatura normal do corpo. No final do estudo, verificou-se que a formulação optimizada tem um aumento constante e a capacidade de libertação de fármaco mais elevada (98,452%) e a formulação tradicional marcada com um número de capacidade de libertação de fármaco (95,029%)

Assim, de acordo com a análise gráfica, podemos dizer que a formulação optimizada é tão boa como a formulação marcada.

Estudo *in vivo* (estudo em animais)

De acordo com o protocell, as directrizes da CPCSEA e seguindo todas as directrizes de segurança para o manuseamento de animais, a atividade foi realizada no prazo de 20-25 dias. Após a conclusão e o sacrifício de todos os animais. Depois disso, foi feito o isolamento do estômago do animal e enviado para o laboratório de histopatologia para análise de todas as partes do estômago com condições ulcerativas, inflamação e capacidade de formulação para curar a mancha ulcerativa.

Assim, concluímos que a inflamação e a condição ulcerativa da parte do estômago que é tratada pela formulação optimizada tem a maior capacidade em comparação com outras formulações.

Nas imagens e nos relatórios abaixo mencionados, vemos as diferenças em todas as imagens relacionadas com a recuperação celular da parte do estômago.

Estudo em animais (*in vivo*) Relatório histopatológico (imagens microscópicas)

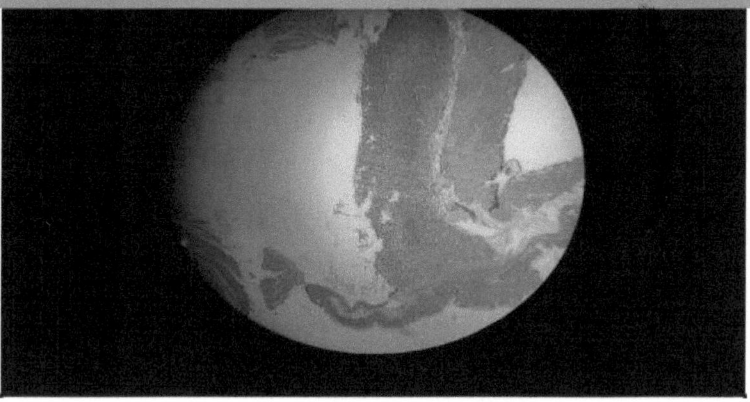

Fig. 32: Grupo 1- Vista microscópica do laboratório histopatológico (recuperação de células)

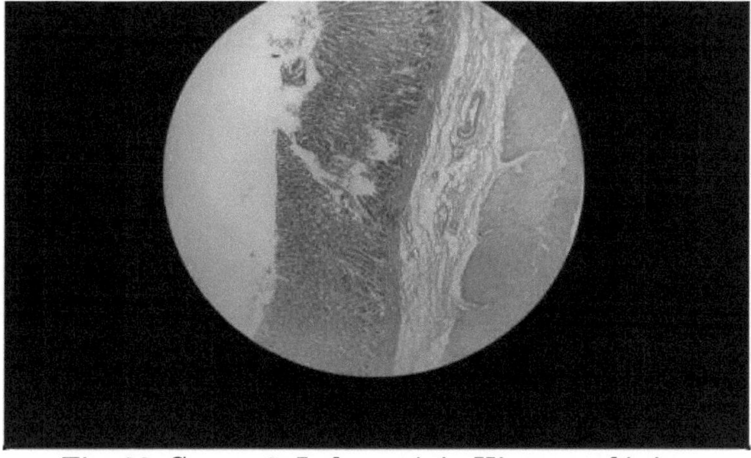

Fig. 33: Grupo 2- Laboratório Histopatológico

Vista microscópica (recuperação da célula)

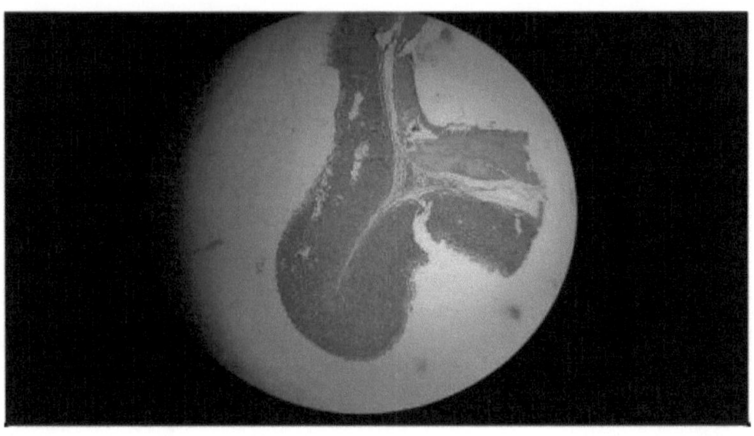

Fig. 34: Grupo 3-
Vista histopatológica ao
microscópio de laboratório
(recuperação de células)

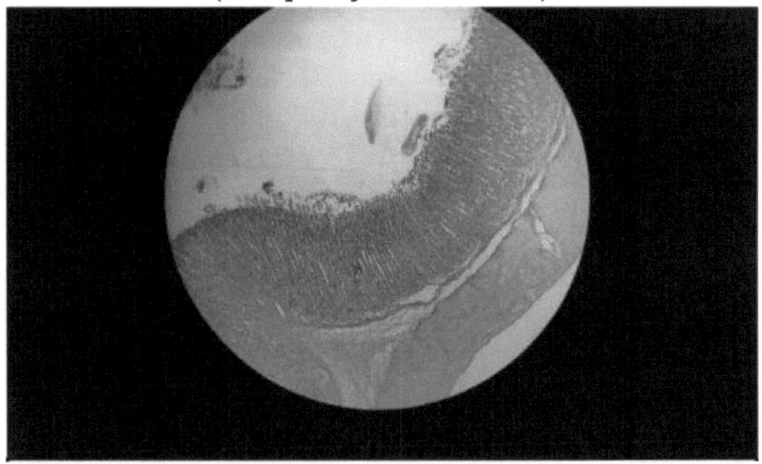

Fig. 34: Grupo 4- Vista histopatológica ao microscópio de laboratório (recuperação de células)

8 CONCLUSÃO

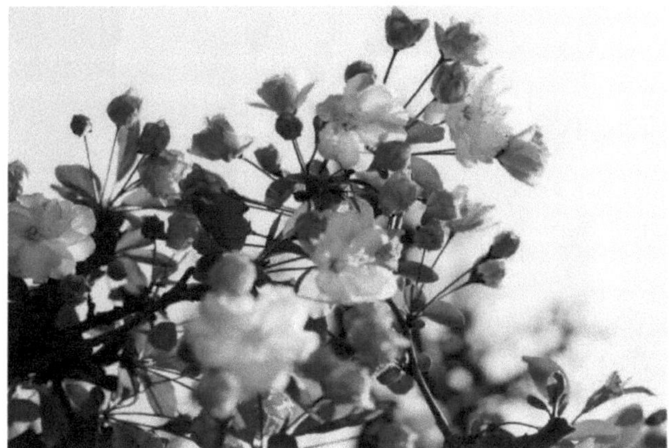

Utilizando vários ingredientes e polímeros, incluindo o polímero natural quitosano e o polímero sintético metilcelulose, foi efectuada a formulação e avaliação do composto de cápsulas de partículas poliméricas de nana com estudo em animais.

Em todo o estudo e desenvolvimento, observou-se que a formulação número **F2** é a que apresenta a formulação optimizada em comparação com as outras devido ao tamanho das partículas das nanopartículas **(78,04 nm)**, à eficiência de aprisionamento **(97,93%), ao** potencial zeta **(53,4 mv)** das nanopartículas, ao conteúdo do fármaco **(98,84%) e à** percentagem de libertação do fármaco, ou seja, o estudo in vitro **(98,45%)** do composto dá o resultado ideal do que a outra formulação.

Um estudo comparativo entre a formulação comercializada (cápsula tradicional de lansoprazol) e a formulação optimizada, a forma **composta de cápsula de nanopartículas poliméricas de lansoprazol,** revelou que a formulação optimizada tem a maior capacidade de libertação do fármaco em comparação com a formulação marcada em 6 horas.

O estudo em animais foi efectuado e concluímos que a inflamação e a condição ulcerativa da parte do estômago que é tratada pela formulação optimizada tem a maior capacidade em comparação com outras formulações

9 REFERÊNCIA

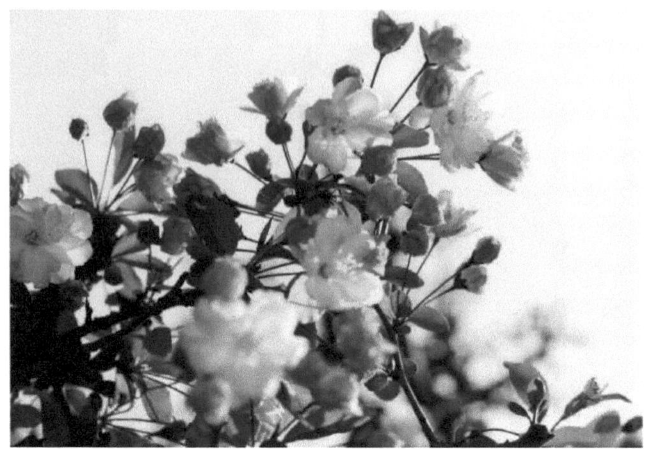

[1] I. Khan, K. Saeed, e I. Khan, "Nanoparticles : Propriedades, aplicações e toxicidades", *Arab. J. Chem.*, vol. 12, no. 7, pp. 908-931, 2019, doi: 10.1016/j.arabjc.2017.05.011.

[2] J. Jeevanandam, A. Barhoum, Y. S. Chan, A. Dufresne e M. K. Danquah, "Revisão sobre nanopartículas e materiais nanoestruturados: história, fontes, toxicidade e regulamentos", *Beilstein J. Nanotechnol*, vol. 9, no. 3, pp. 10501074, 2018, doi: 10.3762/bjnano.9.98.

[3] R. Chen, T. X. Phuoc, e D. Martello, "Effects of nanoparticles on nanofluid droplet evaporation," *Int. J. Heat Mass Transf.*, vol. 53, no. 1920, pp. 3677-3682, 2010, doi: 10.1016/j.ijheatmasstransfer.2010.04.006.

[4] A. Zielinska *et al.*, "Polymeric Nanoparticles: Production, Characterization, Toxicology and Ecotoxicology", *Molecules*, vol. 25, n.º 16, pp. 1-20, 2020, doi: 10.3390/molecules25163731.

[5] M. Lungu, A. Neculae, M. Bunoiu, e C. Biris, "Nanopartículas. Definição, classificação, propriedades físicas gerais", *Res. gate*, no. janeiro de 2015, pp. 1-5, 2015, doi: 10.1007/978-3-319-11728-7.

[6] K. T. Smitha, N. Nisha, S. Maya, R. Biswas, e R. Jayakumar, "Delivery of rifampicin-chitin nanoparticles into the intracellular compartment of polymorphonuclear leukocytes," *Int. J. Biol. Macromol.*, vol. 74, pp. 3643, 2015, doi: 10.1016/j.ijbiomac.2014.11.006.

[7] A. D. Tiwari, A. K. Mishra, S. B. Mishra, A. T. Kuvarega, e B. B. Mamba, "Estabilização de nanopartículas de prata e cobre numa matriz de quitosana quimicamente modificada," *Carbohydr. Polym.*, vol. 92, no. 2, pp. 14021407, 2013, doi: 10.1016/j.carbpol.2012.10.008.

[8] Y. Zhao, X. Yang, J. Tian, F. Wang, e L. Zhan, "Methanol electrooxidation

on Ni @ Pd core-shell nanoparticles supported on multi-walled carbon nanotubes in alkaline media," *Int. J. Hydrogen Energy*, vol. 35, no. 8, pp. 3249-3257, 2010, doi: 10.1016/j.ijhydene.2010.01.112.

[9] R. Sankar, A. Karthik, A. Prabu, S. Karthik, K. Subramanian e V. Ravikumar, "Biossíntese mediada por Origanum vulgare de nanopartículas de prata para a sua atividade antibacteriana e anticancerígena," *Colloids Surfaces B Biointerfaces*, vol. 108, pp. 80-84, 2013, doi: 10.1016/j.colsurfb.2013.02.033.

[10] S. B. Upadhyay, R. K. Mishra e P. P. Sahay, "Resposta melhorada à acetona em nanoestruturas de WO3 co-precipitadas após dopagem com índio", *Sensors Actuators B. Chem.*, vol. 209, pp. 368-376, 2015, doi: 10.1016/j.snb.2014.11.138.

[11] A. Lanas e F. K. L. Chan, "Peptic ulcer disease," *Lancet*, vol. 390, no. 10094, pp. 613-624, 2017, doi: 10.1016/S0140-6736(16)32404-7.

[12] K. M. Reddy e E. Marsicano, "Pepti c Ulcer Disease and Helicobacter pylori infecti on", *Mo. Med.*, vol. 2018, no. May/ Jun, pp. 219-224, 2018.

[13] J. M. Kang *et al.*, "Risk factors for peptic ulcer bleeding in terms of Helicobacter pylori, NSAIDs, and antiplatelet agents JUNGMOOKKANG1,3," *Scand. J. Gastroenterol*, vol. 46, no. July, pp. 1295-1301, 2011, doi: 10.3109/00365521.2011.605468.

[14] R. T. Kavitt, A. M. Lipowska, A. Anyane-yeboa, e I. M. Gralnek, "Diagnosis and Treatment of Peptic Ulcer Disease," *Am. J. Med.*, vol. 132, no. 4, pp. 447-456, 2019, doi: 10.1016/j.amjmed.2018.12.009.

[15] G. Berteloot, A. Hoang, A. Daerr, H. P. Kavehpour, F. Lequeux, e L. Limat, "Evaporation of a sessile droplet : Inside the coffee stain," *J. Colloid Interface Sci.*, vol. 370, no. 1, pp. 155-161, 2012, doi: 10.1016/j.jcis.2011.10.053.

[16] GutCheckFacts, "Peptic Ulcer Disease," *Clinical Gastroenterology and Hepatology*, no. 16. p. 2018, 2018, doi: 10.1016/j.cgh.2018.04.024.

[17] Y. Yuan, I. T. Padol, e R. H. Hunt, "Peptic ulcer disease today REVIEW CRITERIA," *Nat. Clin. Pract. Gastroenterol*, vol. 3, no. May 2014, pp. 79-89, 2006, doi: 10.1038/ncpgasthep0393.

[18] L. Kuna, J. Jakab, R. Smolic, N. Raguz-Lucic, A. Vcev, e M. Smolic, "Peptic ulcer disease: A brief review of conventional therapy and herbal treatment options," *J. Clin. Med.*, vol. 8, no. 2, pp. 1-19, 2019, doi: 10.3390/jcm8020179.

[19] R. E. N. Menguy, "Pathophysiology of Peptic Ulcer," *Am. J. Surg*, vol. 120, no., pp. 282-293, 1970.

[20] D. Press, "Aplicação de nanopartículas para administração oral de lansoprazol ácido-lábil no tratamento de úlcera gástrica: avaliações in vitro e in

vivo", *Int. J. Nanomedicine*, vol. 10, no., pp. 4029-4041, 2015.
[21] I. Tocco, B. Zavan, F. Bassetto, e V. Vindigni, "Nanotechnology-Based Therapies for Skin Wound Regeneration," *J. ofNanomaterials*, vol. 2012, no. Figura 1, pp. 1-11, 2012, doi: 10.1155/2012/714134.
[22] Y. Gong e Y. Yuan, "Mecanismos de resistência da Helicobacter pylori e a sua terapia de precisão de duplo alvo", *Crit. Rev. Microbiol*, vol. 0, no. 0, pp. 371392, 2018, doi: 10.1080/1040841X.2017.1418285.
[23] L. Boyanova, P. Hadzhiyski, N. Kandilarov, e I. Mitov, "Multidrug resistance in Helicobacter pylori: current state and future directions," *Expert Rev. Clin. Pharmacol.*, vol. 0, no. 0, pp. 1-23, 2019, doi: 10.1080/17512433.2019.1654858.
[24] S. Kobayashi, N. Nakajima, Y. Ito, e M. Moriyama, "Efeitos do lansoprazol na expressão de VEGF e proliferação celular num modelo de rato de úlcera gástrica induzida por ácido acético," *J Gastroenterol*, vol. 45, pp. 846-858, 2010, doi: 10.1007/s00535-010-0224-6.
[25] R. Cortivo, V. Vindigni, L. Iacobellis, G. Abatangelo, P. Pinton, e B. Zavan, "Nanoscale particle therapies for wounds and ulcers R eview," *Futur. Med.*, vol. 5, no. 4, pp. 641-656, 2010.
[26] P. Kuppusamy, M. M. Yusoff, e G. P. Maniam, "Biossíntese de nanopartículas metálicas utilizando derivados de plantas e as suas novas vias em aplicações farmacológicas - Um relatório atualizado," *Saudi Pharm. J.*, vol. 24, no. 4, pp. 473-484, 2016, doi: 10.1016/j.jsps.2014.11.013.
[27] M. Ballauff e Y. Lu, """ Smart "' nanopartículas : Preparação, caraterização e aplicações," *Polymer (Guildf)*, vol. 48, no. 2007, pp. 1815-1823, 2007, doi: 10.1016/j.polymer.2007.02.004.
[28] M. Sengani, A. Mihai e V. D. Rajeswari, "Tendências e metodologias recentes na síntese de nanopartículas de ouro - Uma revisão prospetiva sobre o aspeto da entrega de medicamentos", *OpenNano*, vol. 2, no. janeiro, pp. 37-46, 2017, doi: 10.1016/j.onano.2017.07.001.
[29] M. Mendes, J. Silva, A. F. Jorge, S. Grijalvo, L. Gonçalves, and R. Eritja, "Sorting hidden patterns in nanoparticle performance for glioblastoma using machine learning algorithms," *Int. J. Pharm.*, no. julho, pp. 1-12, 2020, doi: 10.1016/j.ijpharm.2020.120095.
[30] Y. Kang, Y. Huang, R. Yang, e C. Zhang, "Synthesis and properties of core-shell structured Fe(CO)5/SiO2 composites," *J. Magn. Magn. Mater.*, vol. 399, pp. 149-154, 2016, doi: 10.1016/j.jmmm.2015.09.061.
[31] O. S. A. Abed, C. Chaw, L. Williams, e A. A. Elkordy, "Novel oral pegylated polymeric nanoparticle for the delivery of trypsin targeted to the small intestine," *Int. J. Pharm.*, pp. 1-23, 2020, doi:

10.1016/j.ijpharm.2020.120094.
[32] P. C. Bessa *et al.*, "Thermoresponsive self-assembled elastin-based nanoparticles for delivery of BMPs," *J. Control. Release*, vol. 142, no. 3, pp. 312-318, 2010, doi: 10.1016/j.jconrel.2009.11.003.
[33] G. Sathiyanarayanan, G. S. Kiran e J. Selvin, "Síntese de nanopartículas de prata por biofloculante polissacarídeo produzido a partir de Bacillus subtilis MSBN17 marinho", *Colloids Surfaces B Biointerfaces*, vol. 102, pp. 13-20, 2013, doi: 10.1016/j.colsurfb.2012.07.032.
[34] C. Mn, O. Fe, M. K. Shobana, S. Sankar, e V. Rajendran, "Characterization of Co0.5Mn0.5Fe2O4 nanoparticles M.K.," *Mater. Chem. Phys.*, vol. 113, pp. 10-13, 2009, doi: 10.1016/j.matchemphys.2008.07.083.
[35] S. G. Roman, N. A. Chebotareva, e B. I. Kurganov, "Concentration dependence of chaperone-like activities of -crystallin , B-crystallin and proline," *Int. J. Biol. Macromol.*, vol. 50, no. 5, pp. 1341-1345, 2012, doi: 10.1016/j.ijbiomac.2012.03.015.
[36] B. Sun e Y. Yeo, "Nanocrystals for the parenteral delivery of poorly water-soluble drugs," *Curr. Opin. Solid State Mater. Sci.*, vol. 16, no. 6, pp. 295-301, 2012, doi: 10.1016/j.cossms.2012.10.004.
[37] R. Yamaguchi *et al.*, "Biological Macromolecules Halophilic characterization of starch-binding domain from Kocuria varians," *Int. J. Biol. Macromol.*, vol. 50, no. 1, pp. 95-102, 2012, doi: 10.1016/j.ijbiomac.2011.10.007.
[38] W. Hassouneh e S. R. Macewan, *Fusões de polipeptídeos semelhantes à elastina em proteínas farmacêuticas*, 1ª ed., vol. 502. Elsevier Inc., 2012.
[39] M. Engenharia e M. Engenharia, "Uma investigação detalhada para observar o efeito de óxido de zinco e nanopartículas de prata em sistemas biológicos", 2011.
[40] Y. Nur, "Gold Nanoparticles: Síntese, Caracterização e seu Efeito em Pseudomonas Flourescens," 2013.
[41] A. David, "Bioinspired synthesis of magnetic nanoparticles," 2009.
[42] J. V Dz e U. Bogdanovic, "Nanopartículas de prata anisotrópicas como carga para a formação de nanocompósitos híbridos aponjic," *Mater. Res. Bull.*, vol. 48, pp. 52-57, 2013, doi: 10.1016/j.materresbull.2012.09.059.
[43] A. Bhakay, M. Azad, E. Bilgili e R. Dave, "Micropartículas nanocompósitas de dissolução rápida e redispersível de medicamentos pouco solúveis em água", *Int. J. Pharm.*, vol. 461, no. 1-2, pp. 367-379, 2014, doi: 10.1016/j.ijpharm.2013.11.059.
[44] P. Chaubey e B. Mishra, "Nanopartículas de quitosano conjugadas com

manose carregadas com rifampicina para o tratamento da leishmaniose visceral", *Carbohydr. Polym.*, vol. 101, no. 1, pp. 1101-1108, 2014, doi: 10.1016/j.carbpol.2013.10.044.

[45] X. Sheng, "FORMAÇÃO DE NANOPARTICULAS DE COBRE E NÍQUEL POR VIA DE EMISSÃO DE CÓDIGO DE FORMAÇÃO DE NANOPARTICULAS DE COBRE E NÍQUEL POR VIA DE EMISSÃO DE CÓDIGO DE FORMAÇÃO DE NANOPARTICULAS DE COBRE E NÍQUEL", 2012.

[46] M. Yadi *et al.*, "Desenvolvimentos atuais na síntese verde de nanopartículas metálicas usando extratos vegetais: uma revisão", *Artif. Cells, Nanomedicine Biotechnol.*, vol. 46, no. sup3, pp. S336-S343, 2018, doi: 10.1080/21691401.2018.1492931.

[47] W. Zeng *et al.*, "Síntese hidrotérmica, caraterização de nanofios de h-WO3 e deteção de gás do sensor de película fina com base neste pó", *Thin Solid Films,* pp. 1-20, 2014, doi: 10.1016/j.tsf.2014.12.037.

[48] S. Brigitta, "NANOPARTICULAS DE ÓXIDO DE FERRO E SEUS EFEITOS TOXICOLOGICOS: ESTUDOS IN VIVO E IN VITRO", 2012.

[49] A. Costa, B. Sarmento, e V. Seabra, "Mannose-functionalized solid lipid nanoparticles are e ff ective in targeting alveolar macrophages," *Eur. J. Pharm. Sci.*, vol. 114, no. dezembro de 2017, pp. 103-113, 2018, doi: 10.1016/j.ejps.2017.12.006.

[50] G. Gaucher, R. H. Marchessault, e J. Leroux, "Micelas e nanopartículas à base de poliéster para a administração parentérica de taxanos," *J. Control. Release*, vol. 143, no. 1, pp. 2-12, 2010, doi: 10.1016/j.jconrel.2009.11.012.

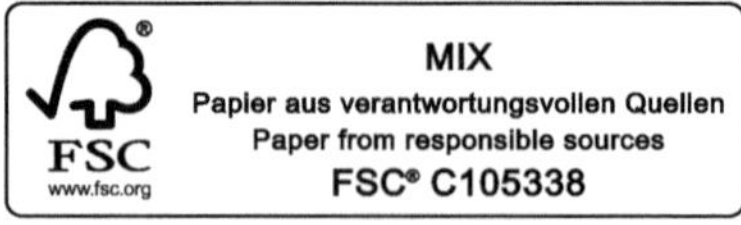

Printed by Books on Demand GmbH, Norderstedt / Germany